¡Las hormonas bioidénticas en forma simple!

Y.L. Wright M.A.

J.M. Swartz M.D.

Traducido al español por Karen Hutchins

Da marcha atrás al reloj aprendiendo cómo restaurar tus hormonas a niveles jóvenes.

Prevé el cáncer, las enfermedades cardíacas, el deterioro mental, y otras enfermedades del envejecimiento, evitando la deficiencia hormonal de la menopausia y andropausia.

¡Luce fabuloso!

¡Siéntete estupendamente!

¡Pierde peso!

¡Mejora tus relaciones sexuales!

Éste es el Libro Dos de la serie, “Hormonas bioidénticas”.

Cuarta edición.

Publicado por Lulu.com en los Estados Unidos

ISBN 978-1-329-38170-4

Impreso en los Estados Unidos de América

EXENCIÓN DE RESPONSABILIDAD MÉDICA:
El texto a continuación sólo pretende ofrecer información general. Contiene opiniones e ideas de los autores. Se ha prestado especial atención para asegurar la exactitud de la información, pero los autores y la editorial no pueden asumir responsabilidad por la validez o consecuencias de su uso. La intención de este libro es ofrecer información útil. No se pretende que la información diagnostique o trate ninguna enfermedad. Este libro se vende en el entendimiento de que el autor y la editorial no están prestando servicios médicos, de salud, o profesionales de otro tipo. Consulta a tu médico o profesional de la salud sobre cualquier preocupación de salud o antes de seguir cualquier sugerencia de este libro o hacer inferencias del mismo Los autores y la editorial expresamente declinan toda responsabilidad por cualquier obligación, pérdida o riesgo incurrido como consecuencia directa o indirecta del uso del contenido de este libro. Cualquier uso de la información contenida en este libro es responsabilidad exclusiva del lector. Cualquier sugerencia dietética, nutricional, hormonal o de medicamentos contenida en este libro sólo se deberá seguir bajo la supervisión de un médico u otro especialista en endocrinología. Cualquier referencia a empresas o suplementos particulares se ofrecen solamente para beneficio del lector. El autor no recibe ninguna remuneración por la promoción de ningún producto.

DEDICATORIA:
Este libro fue escrito para ti. Si incluso una sola persona encuentra cómo salir de su enfermedad crónica y sufrimiento y recuperar la salud, ha valido la pena.

EN LA CUBIERTA: Imágenes de jeringuillas cremas transdérmicas de estradiol (verde) y progesterona (púrpura).

Lee todos los libros de la serie "Hormonas bioidénticas":

Nuestra misión es traerte la información científica más reciente sobre optimización de hormonas recogida de cientos de conferencias especialistas en antienvejecimiento y respaldada por investigaciones presentadas en revistas médicas.

Libro Uno: "¡Secretos sobre las hormonas bioidénticas para perder grasa y prevenir el cáncer, las enfermedades cardíacas, menopausia y andropausia mediante la optimización de las glándulas suprarrenales, tiroides, estrógeno, progesterona, testosterona y la hormona del crecimiento!" ¡Siéntete estupendamente, luce fabuloso, pierde peso y ten mejores relaciones sexuales! Descubre secretos científicos innovadores sobre las hormonas bioidénticas que la mayoría de las personas, e incluso la mayoría de los médicos, desconocen. Usa la orientación de cientos de especialistas en antienvejecimiento e investigadores para minimizar y revertir el envejecimiento. Conoce cómo los trastornos hormonales y metabólicos te enferman y te hacen ganar peso. Las mujeres pueden cambiar su vida y volver a sentirse jóvenes usando el protocolo de Wiley para imitar el ciclo hormonal mensual de una mujer de 20 años saludable. Comprende lo que es el desequilibrio de insulina, hormonas suprarrenales, hormonas de la tiroides, hormonas del crecimiento y hormonas sexuales. Descubre cómo las hormonas pueden volverse deficientes y desequilibradas, especialmente durante la menopausia y la andropausia. Reemplaza las hormonas que te faltan Y minimiza tu riesgo de contraer cáncer. Usa este libro para trabajar con un médico de pensamiento progresista y conocedor de la materia en tu área que te recete todas las hormonas bioidénticas que necesitas en las dosis y al ritmo necesario. Ningún otro libro disponible presenta la optimización hormonal de una forma tan completa e integral.

Libro Dos: "¡Las hormonas bioidénticas en forma simple! Conoce sobre la terapia de reemplazo de hormonas bioidénticas (TRHB) en un libro rápido y fácil de leer. Conoce la historia de la terapia de reemplazo de hormonas (TRH) y descubre cómo todas las TRH se convirtieron en algo temido, incluso las hormonas bioidénticas. Conoce cómo buscar un médico que te ayude y no te perjudique. Explora todas tus opciones de TRHB, conociendo cómo reemplazar tus hormonas de forma segura para que puedas prevenir las enfermedades cardíacas, el cáncer, y otras enfermedades producto del envejecimiento.

Libro Tres: "¡Secretos sobre la hormona del crecimiento para desarrollar los músculos, aumentar la densidad ósea y quemar la grasa corporal!" LA HORMONA DEL CRECIMIENTO (HC) ES UN TEMA CANDENTE. Parece que todas las estrellas del cine, celebridades y fisiculturistas la toman, y lucen fantásticos. Las personas de la generación del boom de natalidad interesadas en el antienvejecimiento la están tomando y dicen que los mantiene jóvenes. Pero puede que hayas oído que es cara... y peligrosa. ¿Cuál es la historia? ¿Cuáles son tus opciones? ¿La necesitas? ¿Deberías tomarla? ¿Cómo la usas? ¿Está al alcance de tus posibilidades? ¿Cómo puedes elevar el nivel de HC de forma natural? Veremos cómo los niveles de HC disminuyen a medida que envejecemos, cuándo intervenir y qué opciones de tratamiento hay disponibles para optimizar la salud. Lee este libro con detenimiento antes de tomar ninguna decisión sobre usar suplementos de HC. Este libro te podría salvar de una muerte temprana, ya sea por usar suplementos riesgosos o por no usarlos cuando los necesitas. Conocerás cómo determinar si necesitas reemplazo de HC. Descubrirás cómo hacerte una prueba y qué pruebas necesitarás. Conocerás las opciones que tienes para el reemplazo de HC, los riesgos, efectos secundarios y la asequibilidad.

Libro Cuatro "Secretos sobre pérdida de grasa que realmente funcionan -- Equilibra tus hormonas: Insulina, estrógeno, progesterona, testosterona, tiroides, cortisol y DHEA!" ¡Lee este libro y conoce los secretos que te permitirán recuperar tu salud, sentirte estupendamente, lucir fabuloso, perder peso y tener mejores relaciones sexuales! Descubre cómo todos pueden tener un éxito permanente con la pérdida de grasa sin tener que recurrir a una de las dietas de moda más recientes. Los métodos populares de pérdida de peso y las dietas no funcionan a largo plazo y pueden ser peligrosas para tu salud cuando se siguen por cualquier período de tiempo. El problema es que ninguno de esos métodos populares de pérdida de peso toman en consideración tus hormonas. La mayoría de las personas con sobrepeso tienen un desequilibrio hormonal, sobre todo si han estado en una dieta intermitentemente por muchos años. Descubre exactamente cómo corregir los problemas hormonales que evitan que pierdas grasa, especialmente la grasa abdominal, y cómo normalizar tu peso para el resto de tu vida.

Libro Cinco "¡Secretos sobre la dieta de HCG! Guía de tratamiento, controversia, beneficios, riesgos, efectos secundarios y contraindicaciones". Descubre las ventajas e inconvenientes de usar el protocolo de hCG para perder peso. Lee esta información objetiva para conocer los beneficios, advertencias, el uso fuera de lo indicado, las contradicciones, efectos secundarios y contraindicaciones (condiciones de salud para las que el protocolo podrías ser perjudicial). Descubre las respuestas a: ¿Qué es la hCG? ¿Cómo funciona la hCG? ¿Cómo se usa en un programa para perder peso? ¿Cuáles son sus otros usos? ¿Qué modalidades de tratamiento funcionan más eficazmente? ¿Cuáles son los detalles del protocolo de la dieta hCG? ¿Cuáles son los efectos secundarios? ¿Cómo puedo seguir la dieta de forma segura? ¿Qué más debo saber para perder peso y mantenerlo? Este libro incluye una guía detallada para seguir el protocolo de hCG. Conoce cómo prepararte para seguir este poderoso protocolo de pérdida de peso de forma segura, tomando todas las precauciones posibles para evitar problemas.

Libro Seis: "¡SECRETOS PARA PERDER GRASA ABDOMINAL TÓXICA! Repara tu metabolismo enfermo usando las más avanzadas

pruebas y tratamientos con desintoxicación, dieta, estilo de vida, suplementos y hormonas bioidénticas". El libro seis se centra en cómo perder grasa abdominal tóxica y recuperar la salud metabólica corrigiendo el metabolismo enfermo relacionado con la grasa abdominal tóxica. ¡LA GRASA ABDOMINAL TÓXICA ES EL PEOR TIPO DE GRASA! La grasa abdominal tóxica es un parásito que conserva su vida a costa de su huésped -- ¡TÚ! La grasa abdominal tóxica produce hormonas que te mantienen hambriento, nunca te dejan sentir satisfecho, y hacen que continúes ganando peso. Elimina las causas de TU organismo deteriorado que producen grasa abdominal tóxica.

Libro Siete: "EL USO RACIONAL DE LAS HORMONAS BIOIDÉNTICAS EN LA MENOPAUSIA, PERIMENOPAUSIA Y PREMENOPAUSIA: Cómo equilibrar el estrógeno, la progesterona, testosterona, y la hormona del crecimiento; reparar la insulina, glándulas suprarrenales y tiroides; perder grasa abdominal". EL USO RACIONAL DE LAS HORMONAS BIOIDÉNTICAS radica en saber cómo y cuándo usarlas. Este libro te puede ayudar a determinar los métodos de terapia de reemplazo de hormonas bioidénticas (TRHB), de haber alguno, que podrían funcionar mejor para ti sin importar tu edad, si estás atravesando la menopausia, perimenopausia o si eres más joven. Para sentirte lo mejor posible, puede que necesites reemplazo de hormonas bioidénticas o no. ¿Son seguras las hormonas bioidénticas? ¿Causan cáncer? ¿Existen efectos secundarios? ¿Cuándo deberías comenzar a usarlas? ¿Qué pruebas médicas se necesitan? ¿Cómo puedes encontrar un médico que recete las hormonas bioidénticas que funcionarán mejor para ti? Obtén este libro y conoce las respuestas a todas estas preguntas.

Libro Ocho: "¡LAS HORMONAS DE LOS HOMBRES EN FORMA SIMPLE! Cómo tratar: Niveles bajos de testosterona, niveles bajos de hormona del crecimiento, disfunción eréctil, HBP, andropausia, resistencia a la insulina, fatiga suprarrenal, tiroides, osteoporosis, estrógeno alto y DHT" Prevenir y revertir: La menopausia masculina, problemas de próstata, enfermedades cardíacas, y cáncer. Nota como los problemas hormonales a cualquier edad podrían: Arruinar tu relación de pareja. Hacerte engordar. Acelerar el envejecimiento y la muerte. Conoce la forma SEGURA para: Mejorar tu rendimiento sexual. Aumentar tu energía, motivación y deseo sexual. Fortalecer los músculos y huesos.

Para conocer más sobre la serie de libros "Las hormonas bioidénticas", obtener descuentos en los libros impresos y conocer más sobre tus hormonas y tu salud, visita: DrHormone.org

ÍNDICE

1. INTRODUCCIÓN.

LEE ESTE LIBRO y CAMBIA TU VIDA.

DESARROLLA UN PLAN DE ACCIÓN PARA SENTIRTE MEJOR A MEDIDA QUE ENVEJECES. Entiende tus hormonas e inmediatamente sigue pasos sencillos para volver a tener una salud óptima. Reduce tus costos de atención de salud. Reduce tu riesgo de contraer cáncer y enfermedades cardíacas. Conoce cómo el estrés agota tus hormonas y qué hacer al respecto. Descubre los secretos de por qué es tan difícil para las mujeres, pero no para los hombres, obtener hormonas bioidénticas. Busca un médico que te proporcione las hormonas bioidénticas que te ayudarán y no te perjudicarán.

Revisa la historia de la TRH (terapia de reemplazo de hormonas). Explora los tratamientos disponibles de las investigaciones y avances principales para la menopausia. Entérate cómo se desarrolló el miedo irracional sobre el uso de todas las TRH. Conoce cómo nuestras opciones han mejorado dramáticamente desde la generación de nuestras madres hasta la nuestra con la disponibilidad de una terapia de reemplazo de hormonas (TRH) segura y beneficiosa.

Comprende cómo son las hormonas de una mujer joven saludable, y mira cómo se deterioran en la perimenopausia (en los años anteriores a la menopausia) y en la menopausia (cuando los períodos de menstruación se terminan). Aprende cómo equilibrar tus hormonas a cualquier edad. Reconoce lo que le sucede a las hormonas de los hombres a medida que llegan a la andropausia (menopausia masculina) y aprende también cómo revertir su declive.

Aprende sobre el estrógeno y la progesterona. Entiende cómo estas hormonas cambian a medida que envejecemos, cómo y dónde usarlas, y cómo mantener niveles lo suficientemente altos y balanceados. Descubre cómo reducir tus posibilidades de contraer cáncer, eliminando las condiciones que causan cáncer.

Compara las formas de dosificar el estrógeno y la progesterona. Conoce cómo las cremas transdérmicas se pueden aplicar en niveles y cantidades que fluctúan durante el mes para estimular el estado hormonal y la buena salud de una mujer joven y vital.

Entérate cómo la testosterona puede mejorar la salud tanto de los hombres como de las mujeres. Conoce cómo eliminar la toxicidad, mejorar tu dieta y el sueño, mejorar el metabolismo del estrógeno, y equilibrar tus hormonas.

¡Domina los secretos para lucir fabuloso, sentirte estupendamente, perder peso, y tener mejores relaciones sexuales!

2. TRATÉ DE AYUDAR A MI MADRE.

VEAMOS PRIMERO EL CASO DE UNA MUJER QUE ENTRÓ EN LA MENOPAUSIA EN 1959. Mi madre llegó a la menopausia a los 42 años de edad. Yo tenía sólo siete años. Presencié su deterioro físico y mental la mayor parte de mi vida. Veamos cómo progresó desde mi punto de vista.

Yo era una lectora ávida. Cuando llegué a la escuela superior, había devorado mentalmente buena parte de nuestra biblioteca local en Pennsylvania. Un buen día a finales de los 60, estaba curioseando por la sección de biología y descubrí las hormonas.

Como mi madre estaba teniendo problemas con la menopausia, decidí sumergirme inmediatamente en este tema fascinante. Necesitaba algunos consejos de los expertos para determinar cómo ayudarla.

No se trataba sólo de sofocos. Primero, Mamá se rompió el tobillo y después la pierna, ya que sus huesos perdieron su densidad y fuerza (osteoporosis). Tuve que asumir la mayoría de los quehaceres domésticos mientras ella se recuperaba. Incluso cuando ya pudo volver a caminar, seguí haciendo la mayoría de las tareas de la casa, porque era demasiado para sus "nervios".

Su ánimo era volátil. Me regañaba por la más mínima falta. Me escapaba a la piscina de la YMCA o a mi dormitorio para evitar problemas.

Mamá estaba deprimida. Dejó de trabajar y se convirtió en un elemento permanente de su sillón reclinable, quejándose de agotamiento total.

Entonces se acostaba en la cama por la noche sin poder dormir. Se le estaba cayendo el pelo a puñados. Se veía horrible. Parecía haber pasado de ser una persona de edad madura a una de edad avanzada de la noche a la mañana. Yo estaba realmente preocupada.

En esa época sólo había dos opciones para que una mujer menopáusica lidiara con sus síntomas. Lo primero era no hacer nada más que aguantar y enfrentar el hecho de que estabas envejeciendo. Estabas acabada. Habías vivido una buena vida y se había terminado.

Después de leer cuanto libro de hormonas había en la biblioteca, llegué a la conclusión de que había una buena segunda opción. Se había comprobado que el estrógeno prevenía las enfermedades cardíacas y revertía todos los síntomas desagradables que veía en mi madre. La animé a que lo tomara. Su respuesta fue, "No. Eso da cáncer".

Año tras año veía como se seguía deteriorando. Me fui a la universidad, primero a Florida y eventualmente a California, Nuevo México, Arizona y Colorado. Cada vez que volvía a casa de vacaciones, el envejecimiento había tenido un impacto más brutal en ella, pero se negaba a tomar estrógeno.

Mientras tanto, me sumergí en el estudio de las particularidades del cuerpo humano, concentrándome principalmente en anatomía, fisiología y salud. Obtuve una licenciatura, una maestría, estudié para mi doctorado, me casé, tuve dos hijos y obtuve un diploma en enseñanza. Ofrecí entrenamientos de natación y enseñé Educación Física a nivel universitario, a nivel de escuela superior, y finalmente de Kindergarten a segundo grado. Después de divorciarme y casarme de nuevo, me volví a capacitar en medicina manual (terapia física de todo tipo) y empecé a ser la asistente del Dr. Joe Swartz en su consultorio médico en Boulder, Colorado.

Durante esta época, Mamá sufrió pequeños derrames cerebrales (arterias bloqueadas o filtraciones sanguíneas en el cerebro), cayéndose de boca y lastimándose gravemente. Su memoria se estaba desvaneciendo. Mis hermanos mayores, ya retirados, se turnaban para cuidarla en sus hogares mientras su salud seguía deteriorándose.

Una mañana bien temprano, cuando Mamá se estaba quedando con mi hermana en Maine, los vecinos encontraron a nuestra madre deambulando desnuda por la calle, delirando, diciendo que su tío (que había fallecido hacía décadas) estaba tratando de hacerle daño. Afortunadamente, los vecinos la reconocieron y la trajeron de vuelta a la casa de mi hermana.

Mi hermana y su marido, que acababan de levantarse, estaban en estado de shock. Sabían que Mamá estaba teniendo algunos problemas mentales, pero ahora la situación era grave. Había llegado la hora de llevarla a algún sitio donde estuviera segura y recibiera buenos cuidados. Tenía sólo 75 años de edad. Pero el proceso de envejecimiento había tenido graves consecuencias.

La llevaron a un centro de vida asistida. Era un lugar agradable, con puertas cerradas con llave para mantener a los residentes adentro. Pero no era su hogar. Mamá estaba desolada y se quejaba amargamente. Constantemente nos suplicaba que la lleváramos a casa. Pero estar en casa no era seguro para ella.

De ahí pasó a una residencia de ancianos con atención constante. Cada vez que regresaba a Pennsylvania a visitarla, parecía más encorvada, más confusa y más enojada. Se le cayeron los dientes y su densidad ósea disminuyó. Pasó de caminar con andador a una silla de ruedas. Un día, mientras la trasladaban, se rompió el tobillo. Sus huesos se habían debilitado tanto que no podían soportar su propio peso. Nunca volvió a caminar. Estaba tan débil que no podía hacer nada por sí misma. No podía alimentarse por sí misma, levantarse para ir al baño, o ni siquiera levantar la cabeza para mirarte.

Ahora, a los 93 años de edad, mi madre no sabe quién soy. Sus facultades se han desvanecido por completo. Quisiera que pudiera entenderme cuando le digo que la quiero.

3. LA TERCERA OPCIÓN.

AHORA TENEMOS UNA TERCERA OPCIÓN. No tenemos que sufrir un destino similar. Cuando la menopausia comenzó su ataque nefasto a la salud de mi madre, las únicas dos opciones eran no hacer nada o ir al médico y que te recetara Premarin (estrógeno de caballo).

Podemos escoger hormonas bioidénticas. Somos muy afortunadas. No tenemos que escoger entre no recibir hormonas o recibir hormonas peligrosas creadas en un laboratorio. Ahora podemos optar por hormonas bioidénticas. Estas hormonas bioidénticas coinciden exactamente con las que produce el cuerpo humano.

Como las formas de estas hormonas son idénticas a nuestras propias hormonas, no ocasionan los serios problemas de salud que causaban las hormonas artificiales fabricadas por las compañías farmacéuticas. De hecho, estas hormonas bioidénticas, cuando se usan apropiadamente, pueden prevenir las enfermedades cardíacas, el cáncer, el deterioro mental y los problemas de salud comunes a las mujeres en menopausia.

Nuestros organismos reconocen las hormonas bioidénticas como seguras, y las descomponen con facilidad. Podemos usarlas eficazmente y eliminar los subproductos fácilmente. Muchos estudios ofrecen pruebas de que la progesterona y el estrógeno bioidénticos son bastante seguros y tienen efectos positivos en los huesos, el cerebro, lo senos, el corazón y otros órganos.[1 2 3]

Pero el Premarin todavía es usado por millones de mujeres en el mundo entero para lidiar con sus síntomas de menopausia. Si vas hoy a tu médico de cabecera, es muy probable que te recete Premarin para tratar los síntomas de la menopausia. Puede que te recete antidepresivos, algunos medicamentos para controlar tu colesterol, y quizás también algunos medicamentos para la tiroides. Puede que te recete Provera (progesterona falsa), que se ha comprobado que ocasiona enfermedades cardíacas, cáncer y problemas de vesícula. Este cóctel mortal de fármacos puede que ayude a corto plazo, pero eventualmente causará más problemas que los que alivió.

Premarin y Provera son fármacos peligrosos. Nuestro organismo los identifica como cuerpos extraños, no los puede utilizar eficazmente y dañan nuestras células. Cuando los fármacos se descomponen, se forman subproductos. Estos subproductos a menudo son incluso más potentes que el fármaco original. Se acumulan y acumulan, aumentando drásticamente el riesgo de cáncer y otros efectos secundarios. Las mujeres que usan hormonas sintéticas como Premarin, Provera, y la combinación PremPro tienen un riesgo más grande de contraer cáncer de mama y enfermedades cardíacas (que causan más muertes de mujeres que el cáncer de mama).

Veamos ahora por qué se teme a todas las hormonas, incluso si son bioidénticas. Echemos un vistazo a la historia reciente de la TRH.

4. BREVE HISTORIA DE LAS HORMONAS.

VEAMOS CÓMO LLEGAMOS A DONDE ESTAMOS.

Examinar la historia de la TRH te permitirá entender el clima político actual en el mundo de la medicina y ver por qué la mayoría de los médicos no recetan la TRHB.

Las compañías farmacéuticas no pueden hacer dinero vendiendo sustancias naturales. No puedes obtener una patente de una sustancia natural, sólo de un fármaco inventado. La forma en que las compañías farmacéuticas hacen dinero es tomando una sustancia natural y convirtiéndola en un fármaco. Pueden obtener una patente de su fármaco. Cuando tienen una patente, pueden cobrar lo que quieran por su fármaco. Entonces las compañías farmacéuticas hacen dinero... mucho dinero.

Las hormonas artificiales que fabrican actúan en cierta forma como nuestras propias hormonas y alivian los síntomas de la menopausia. Pero estos fármacos tienen efectos secundarios... como la muerte.

Premarin causa cáncer.

La investigación se ha centrado principalmente en Premarin, porque las empresas farmacéuticas pagan por la investigación.

La investigación mostró que Premarin reduce las enfermedades cardíacas, la diabetes y el sobrepeso. Un importante estudio publicado en 1991 estudió 48,470 mujeres en post-menopausia durante diez años.[4] Encontraron una reducción significativa en enfermedades cardíacas y muerte en mujeres con enfermedades cardíacas que usaron lo que llamaron "estrógeno", pero que en realidad era Premarin. También era menos probable que estas usuarias de Premarin tuvieran sobrepeso o desarrollaran diabetes.

Un estudio publicado en 1992[5] compiló los resultados de todos los estudios en inglés realizados desde 1970. Todas estas investigaciones mostraron que las muertes como resultado de problemas cardíacos tenían la mitad de probabilidades de producirse en las mujeres que estaban tomando hormonas, incluso si eran sintéticas. Hasta el momento, Premarin pintaba bastante bien.

Los médicos comenzaron a recetar Premarin como locos. Premarin normalmente se recetaba solo.

Pero Premarin acumula el revestimiento del útero y causa cáncer. Los subproductos tóxicos de esta hormona de caballo alterada son hormonas extrañas poderosas que estimulan los tejidos humanos. Sin cierta forma de progesterona, el revestimiento del útero de una mujer que tome Premarin se acumulará y acumulará, sin ser eliminado como período mensual. Esto frecuentemente ocasiona que el interior de su útero se vuelva canceroso. De 1993 a 1998, los estudios encontraron que las mujeres que tomaron Premarin sin progesterona (estrógeno sin oposición) eventualmente desarrollaron cáncer de endometrio.[6] [7] [8] [9] [10] Las compañías farmacéuticas tenían que buscar la forma de detener el cáncer de endometrio causado por Premarin.

La verdadera progesterona previene el cáncer.

La progesterona bioidéntica resolvió ese problema. Entonces los investigadores descubrieron que la verdadera progesterona bioidéntica prevendría el cáncer.[11] [12] La verdadera progesterona se agregó durante dos semanas del mes para estimular el ritmo normal de una mujer.

Provera es una imitación de progesterona.

Pero las compañías farmacéuticas no podían hacer dinero vendiendo progesterona bioidéntica porque no se podía patentar. Las compañías farmacéuticas tenían que elaborar algo que actuara como la progesterona bioidéntica, pero que fuera un fármaco que pudieran patentar, cobrar mucho dinero por él, y entonces embolsarse grandes ganancias.

Y así fue que surgió Provera. Tomaron verdadera progesterona bioidéntica y la alteraron en el laboratorio.

Premarin más Provera es igual a PremPro.

Se añadió Provera a Premarin en una píldora diaria. A esta combinación letal le llamaron PremPro.

PremPro mata mujeres.

PremPro mata mujeres. Premarin, cuando se toma solo, está asociado con el riesgo de cáncer del útero, coágulos en las venas profundas, apoplejía y demencia. PremPro está asociado con un aumento del riesgo de ataque al corazón, apoplejía, cáncer de mama invasivo, embolia pulmonar y trombosis venosa profunda.[13] En el estudio más grande que se ha hecho sobre TRH (por la Iniciativa de Salud de la Mujer) se comprobó que Premarin y Provera eran tan peligrosos que el estudio entero se detuvo prematuramente debido al número de mujeres que fallecían por causa de PremPro.

PremPro causa enfermedades cardíacas.[14] En 1998, en estudio HERS,[15] los investigadores concluyeron que "el tratamiento aumentó la tasa de eventos tromboembólicos y las enfermedades de vesícula".

La WHI sólo usó Premarin y Provera.

¿Dejaron los investigadores de experimentar con peligrosas combinaciones sintéticas? ¡No! Las compañías farmacéuticas estaban desesperadas por probar que sus fármacos sintéticos funcionaban, y en mantener las hormonas bioidénticas fuera del alcance de las mujeres. Y aunque incluso se había comprobado que PremPro ocasionaba enfermedades cardíacas, procedieron a hacer el mayor estudio y el más grandioso de todos centrado en Premarin y Provera.

En 2002, la Iniciativa de Salud de la Mujer (W.H.I., en inglés) se encargó de estudiar Premarin y Provera.[16] Como las compañías farmacéuticas estaban pagando por el estudio, convenientemente olvidaron los resultados de los estudios realizados cuatro años antes y prosiguieron a darle la combinación letal del fármaco PremPro a los sujetos de su experimento en un estudio masivo de 16,608 mujeres post-menopáusicas.

No usaron ninguna hormona bioidéntica. Sólo para confundir el asunto, llamaron "estrógeno" al Premarin.

Los resultados fueron tan atroces, que el estudio se detuvo mucho antes de la fecha en que planificaban concluirlo. Encontraron que las mujeres que estaban tomando Premarin y Provera (PremPro) estaban desarrollando cáncer y enfermedades cardíacas a una velocidad alarmante.[17] Los investigadores concluyeron que "los riesgos de salud generales excedían los beneficios de utilizar la combinación de estrógeno y progestina".

Cundió el pánico. Las ventas de PremPro bajaron.

Se condenaron todas las TRH femeninas.

La terminología incorrecta hizo que las personas creyeran que todas las TRH causaban cáncer y enfermedades cardíacas. El estudio de W.H.I. sólo se centró en las mujeres que tomaban PremPro. Esta combinación de estrógeno de orina de caballo y la progesterona artificial causaba tanto enfermedades cardíacas como cáncer. Al llamar "estrógeno" al Premarin, las personas que leían el estudio sacaban la conclusión de que todos los estrógenos eran malos. Debido al lenguaje equivocado, las personas también supusieron que Provera era lo mismo que la progesterona bioidéntica natural.

Las hormonas bioidénticas fueron desestimadas como peligrosas, cuando ni siquiera las habían considerado en este estudio. Esto fue confuso y lamentable. La histeria sobre las hormonas reinó después de que la Iniciativa de Salud de la Mujer fue publicada. Las mujeres y los proveedores de atención médica le cogieron miedo a la TRH a pesar de que las hormonas bioidénticas reales no se habían examinado en este estudio.

El miedo es una emoción poderosa. Las personas se enfocaron en el hecho de que la combinación de Premarin y la progesterona artificial (PremPro) aumentaron los casos de cáncer y enfermedades cardíacas.

Como no sabían la diferencia entre las hormonas sintéticas y las bioidénticas, todas las hormonas se condenaron como peligrosas. Esta es la razón por la que la mayoría de los médicos no recetan la THRB y por la que muchas mujeres temen usar ningún tipo de TRH. Creen erróneamente que todas las TRH causan enfermedades cardíacas y cáncer. Esto es verdaderamente lamentable, porque la TRHB podría salvar a muchas mujeres de contraer las mismas enfermedades que temen... si sólo pudieran conocer la verdad. La verdad es que las hormonas sintéticas y equinas que son producidas por las compañías farmacéuticas son peligrosas. Las producen por avaricia, con un desprecio absoluto por la salud de todas aquéllas que las usan.

Las hormonas bioidénticas son seguras y protectoras. Si deben temerle a algo, teman a la falta de hormonas que será su destino si no las suplementan en forma bioidéntica a medida que van adquiriendo una deficiencia hormonal.

Las hormonas bioidénticas se vuelven populares.

A4M y ACAM imparten enseñanza a los médicos sobre las hormonas bioidénticas y el anti-envejecimiento. Afortunadamente, hay algunos profesionales de la salud con pensamiento progresista que pueden ver a través de la confusión. La Academia Americana para el Anti-envejecimiento comenzó a ofrecer seminarios y programas educativos en 1992 para enseñar a los médicos cómo recetar la TRHB. El Colegio Americano para el Avance en la Medicina (ACAM, en inglés) se formó en 1985. También se dedican a capacitar a los médicos sobre bienestar y prevención de enfermedades. La formación de A4M y ACAM fue el comienzo de las oportunidades de las mujeres para realmente obtener la TRHB.

El Dr. Lee popularizó la progesterona bioidéntica. En 1996, un médico retirado, el Dr. John Lee, escribió un libro referencial sobre las hormonas. Se titulaba "Lo que puede que su médico no le diga sobre la menopausia".[18] Expuso cómo usar la progesterona para ayudar a las mujeres que estaban perdiendo su propia progesterona en los años anteriores a la menopausia. La progesterona que defendía no era la artificial, Provera, sino la progesterona idéntica a la que se produce en el cuerpo femenino durante la ovulación (cuando se libera el óvulo).

Dr. Lee argumentaba que, ya que la progesterona es la primera hormona en disminuir a medida que las mujeres envejecen, debería ser la primera en reemplazarse. Utilizó el término "dominancia de estrógeno" para describir el desequilibrio hormonal causado cuando los niveles de progesterona bajan en relación con los de estrógeno en las décadas que preceden a la menopausia. Alentó a los médicos a que recetaran progesterona natural bioidéntica para restaurar el equilibrio hormonal de estas mujeres con dominancia de estrógeno.

Esta progesterona natural bioidéntica propugnada por el Dr. Lee sólo se puede obtener de farmacias que preparan formulaciones. Las farmacias que preparan formulaciones combinan sus propios preparados usando sustancias naturales que se personalizan para satisfacer las necesidades de cada individuo. Pero, a pesar de que es muy útil para la menopausia, la progesterona por sí sola no puede equilibrar las hormonas de las mujeres en menopausia si su estrógeno también se vuelve deficiente.

T.S. Wiley sacudió el mundo de las hormonas. En 2003, Wiley, en colaboración con Taguchi y Formby, publicó "Sexo, mentiras y menopausia".[19] Cada encabezado de este libro hace referencia a una canción de rock and roll. Este novedoso enfoque rítmico se usó para transmitir el mensaje de que para que el reemplazo hormonal sea eficaz, deberá replicar los aumentos hormonales mensuales rítmicos que ocurren en el ciclo menstrual de una mujer joven. Wiley acuñó el lema, "El alivio está en el ritmo", para destacar la importancia de restablecer la interacción rítmica de nuestras hormonas que se pierde al envejecer.

Wiley facilitó que las mujeres recuperaran su ritmo. Desafiando a las avariciosas compañías farmacéuticas y respaldando los derechos de las mujeres, Wiley desarrolló un protocolo de suministro de hormonas bioidénticas producido por las farmacias que preparan formulaciones que cumplen con sus propios estándares rigurosos. Ella entrena a médicos en el uso de su protocolo en seminarios en el sur de California.

Wiley es el blanco de los competidores que intentan difamarla. Como su protocolo de reemplazo de hormonas bioidénticas es muy eficaz, los entrevistadores la atacan a diestra y siniestra. Un programa de tratamiento hormonal tan eficaz y seguro es una amenaza para las ventas de TRH de las farmacéuticas. Pero la campaña de difamación no está funcionando. Las mujeres inteligentes acuden masivamente a los médicos que recetan el protocolo de Wiley.

Este programa fácil de implementar ha permitido que muchas mujeres usen la TRHB para restablecer sus propios ritmos hormonales que perdieron a medida que envejecieron. El Protocolo de Wiley les está devolviendo su vida al restablecer su energía, su impulso sexual y la alegría de vivir. Estas mujeres están revirtiendo y evitando todas las enfermedades propias del envejecimiento, especialmente la osteoporosis, las enfermedades cardíacas y el Alzheimer.

Necesitamos más investigaciones sobre la TRHB. Pero la investigación que sí tenemos es muy positiva. Como las compañías farmacéuticas proporcionan la mayor parte de los fondos para la investigación de las hormonas, los estudios que examinan las hormonas bioidénticas son pequeños y escasos. Se necesita más investigación para probar que las hormonas bioidénticas son seguras.

En 2006, Moskowitz[20] concluyó que "la progesterona bioidéntica no tiene un efecto negativo en los lípidos o la vasculatura sanguínea como muchas progestinas sintéticas, y puede acarrear menos riesgos con respecto a la incidencia de cáncer. Los estudios del estrógeno y la progesterona bioidénticos sugieren un riesgo reducido de coágulos de sangre comparado con las preparaciones no bioidénticas. Las preparaciones de hormonas bioidénticas han demostrado ser eficaces para tratar los síntomas de la menopausia".

En 2009, Holtorf publicó un resumen de todos los estudios realizados que examinaban la seguridad y eficacia de las hormonas bioidénticas comparada con las variantes sintéticas.[21] Concluyó que "los datos fisiológicos y los resultados clínicos demuestran que las hormonas bioidénticas están asociadas con riesgos menores, incluyendo el riesgo de cáncer de mama y las enfermedades vasculares, y son más eficaces que sus equivalentes sintéticos y derivados de animales. Hasta que se encuentre evidencia de lo contrario, las hormonas bioidénticas siguen siendo el método preferido de TRH".

Ruiz realizó un estudio en 2011 que mostraba que la TRHB mejora los síntomas de la menopausia, mejora el ánimo, reduce la irritabilidad, ansiedad, sofocos y sudores nocturnos.[22]

Formby y Schmidt realizaron otro estudio en 2011.[23] Examinaron a 29 mujeres menopáusicas que tomaban el Protocolo de Wiley. Éste consistía en estradiol y progesterona natural utilizada de forma transdérmica y cíclicamente. Encontraron alivio de los síntomas en el 93% de estas mujeres. NO hubo efectos adversos.

Ahora déjame contarte mi propia historia hormonal.

5. MI HISTORIA.

MI PROPIA HISTORIA DE DECLIVE HORMONAL EMPEZÓ EN MIS TREINTA, al igual que el deterioro de mi madre había empezado en su treinta.

Pero no reconocí el factor de que mis propias hormonas estaban declinando y necesitaban ser reemplazadas. Me imagino que no pensé que eso me pasaría a mí. Pensaba que era invencible ante el envejecimiento.

Empezó con pequeños problemas. A medida que la densidad de mis huesos disminuía con el paso de los años, me rompí la pierna, el tobillo, un dedo del pie y varias costillas. Mis dientes se estaban quebrando y me tuvieron que sacar uno.

Entonces las cosas se volvieron más serias. A los 45 años, mi corazón empezó a saltarse latidos, y un cardiólogo me ordenó que dejara de ejercitarme por completo por aproximadamente un año.

A la edad de 47, mis glándulas suprarrenales empezaron a agotarse. Las glándulas suprarrenales son unas glándulas pequeñas que se encuentran sobre los riñones y segregan hormonas que ayudan a lidiar con el estrés.

Al principio, podía descansar unos días y recuperar la energía para volver a trabajar duro por algunos días. Pero cuando cumplí los 50, mis glándulas suprarrenales se habían agotado totalmente. Tenía un agotamiento suprarrenal tan severo que tuve que dejar de trabajar y de ejercitarme por completo. Mis suprarrenales estaban en grandes problemas.

Esto fue emocionalmente muy duro para mí. Mi autoestima estaba por el suelo. Había sido una atleta mundial, y mi trabajo haciendo medicina manual requería mucha fuerza. Toda mi identidad giraba en torno a mi fuerza física y mi resistencia. Ahora todo lo que podía hacer era descansar. Incluso las sesiones cortas de ejercicio o trabajo me dejaban en cama por días.

A los 51 tuve mi último periodo. Un año más tarde había entrado oficialmente en la menopausia.

Los sofocones eran mi menor preocupación.

Después mi glándula tiroides dejó de funcionar. Empecé a tomar medicamentos para la tiroides para detener la profunda fatiga, caída del cabello y estreñimiento. Ayudaron un poco, pero no aliviaron estos problemas.

Contraje infecciones vaginales una tras otra. Los antibióticos que tomé para esas infecciones alteraron mi flora intestinal y ocasionaron infecciones por hongos. Los resultados de mis citologías vaginales eran anormales.

En un intento de recuperar mi energía a los 52, empecé a tomar hormona del crecimiento. ¡Me hacía sentir maravillosa! Pero después de sólo dos semanas tomando hormona del crecimiento, un cáncer de piel mortal, carcinoma de células escamosas, comenzó a crecer en la punta de mi nariz. Después de gastar cuatro mil dólares y someterme a una operación horrible, el cáncer desapareció. Me dejó una cicatriz en mi nariz como evidencia de la espantosa experiencia. Aprendí por las malas que no debía experimentar con la hormona del crecimiento. Tuve suerte de que este cáncer fuera visible. Si las células cancerosas latentes hubieran estado en un lugar más oculto, la hormona del crecimiento las habría convertido en una enfermedad potencialmente mortal que podría haberme matado incluso antes de saber lo que había pasado.

Algunos de mis amigos no fueron tan afortunados. Ya no están con nosotros por usar la hormona del crecimiento. Hablamos sobre alternativas más seguras en "Secretos sobre las hormonas bioidénticas" y "Secretos sobre la hormona del crecimiento".[24]

Tomé antidepresivos para poder funcionar, pero seguía deprimida. Mi memoria se seguía deteriorando, y me costaba trabajo concentrarme. Cada vez me costaba más trabajo leer libros. Se me estaba cayendo el cabello. Mis alergias eran terribles. Se me hinchaban las manos y me dolían los dedos. Comencé a usar Armour Thyroid porque los resultados de mis pruebas de tiroides mostraban niveles extremadamente bajos. Desarrollé una catarata en mi ojo y tuve que hacerme una cirugía para que me pusieran un nuevo lente. Lo peor de todo es que estaba perdiendo el interés en el sexo. Me molestaba que mi esposo me tocara. Me sentía vieja. Estaba de mal humor. Estaba hecha un desastre.

A los 55, mi médico me recetó Premarin para la sequedad vaginal. Arrojé la receta a la basura. Sabía que tenía que haber un remedio mejor.

No quería acabar como mi madre. Pero tampoco quería contraer cáncer. Fue entonces que comencé mi estudio intenso sobre el antienvejecimiento.

Leí todos los libros sobre hormonas a mi alcance. La mayoría de ellos ni siquiera mencionaban las hormonas bioidénticas. Los que mencionaban las hormonas bioidénticas no ofrecían un panorama completo. No podía encontrar en los libros la información objetiva detallada que necesitaba. No estaba ahí. En un intento por descubrir cómo reemplazar las hormonas perdidas, empecé a asistir a conferencias médicas con especialistas en antienvejecimiento, compré discos compactos de conferencias que describían los hallazgos más recientes de las investigaciones, y los escuchaba una y otra vez. Me sentía agradecida por tener buenos conocimientos de anatomía y fisiología humana, porque las conferencias estaban dirigidas a doctores en medicina. Tomé toda esa información de los gurús en hormonas bioidénticas y salí corriendo con ella. Empecé a aplicar lo que estaba aprendiendo en mi propio régimen de salud.

Descubrí el Protocolo de Wiley. Me hacía sentido. Encontré un médico que me lo recetara. Al principio, empecé a aplicar la crema en la parte posterior de mis brazos, como indicaban las instrucciones.

Descubrí que aplicarla de esa forma no funcionaría para mí. Tengo tan poquita grasa en la parte posterior de mis brazos por toda una vida nadando, que la crema no podía ser absorbida ahí. Pero cuando la apliqué en la parte superior interna de mis piernas, donde tengo bastante grasa, se produjo la magia.

Apliqué las cremas de estrógeno y progesterona bioidéntica natural en la grasa de la parte interior de mis piernas dos veces al día. Los tubos púrpura contenían la progesterona. Lo recuerdo porque púrpura y progesterona empiezan con "p". Los tubos verdes contenían la crema mágica de estrógeno que le daría un "empujón" a mi vida en todos los sentidos. Cambiaba las dosis diariamente a lo que estuviera escrito en mi calendario de acuerdo al Protocolo de Wiley.

El cambio en mis hormonas fue absolutamente sorprendente durante los primeros meses. Mis hormonas fueron de cero al máximo. Mis estados de ánimo eran volátiles. Me dolían los senos. Me dolían los ovarios. Era como volver a pasar por la pubertad a medida que las hormonas despertaban tejidos dormidos. Pero era la pubertad a toda marcha. Pasaba sola mucho tiempo para no someter a otros a mis estados de ánimo. Podría haber comenzado tomando media dosis e ir más despacio, pero nunca he podido hacer nada a medias. Lo inteligente hubiera sido restaurar las hormonas gradualmente a medida que empezaron a declinar en mis treinta y mis cuarenta. Pero entonces no tenía esta información. Una vez que entendí mi problema y qué hacer al respecto, me lancé de lleno. Estaba dispuesta a hacer todo lo que fuera necesario para sanar. Sabía que me acostumbraría a estas hormonas de mis veinte, y que con el tiempo me ajustaría.

Mis estados de ánimo se estabilizaron después de algunos meses. Mi mente se despejó a medida que dejaba los antidepresivos que había estado tomando los últimos cinco años. Mis ovarios dejaron de dolerme. Poco a poco mis senos me dolían cada vez menos hasta que dejaron de dolerme todo el tiempo cuando empecé a tomar DIM[25] para corregir mi metabolismo de estrógeno anormal.

Cuando estoy en los días de progesterona, a menudo siento un cosquilleo en los senos a medida que los conductos sanan. La mastitis que contraje cuando lactaba a mi hijo más pequeño me dejó nódulos dolorosos en los senos. Mis senos están sanando con el Protocolo de Wiley.

Cambié mi estilo de vida al cambiar mi dieta. Empecé a comer alimentos con más proteínas, aceites buenos y colesterol. El colesterol es esencial para producir hormonas. Aunque había sido vegetariana por 35 años, me convertí en una consumidora de carne, comiendo tocineta, chuletas de cerdo, filetes, búfalo y hamburguesas tres veces al día. Renuncié a estar delgada. Aumenté veinticinco libras. A mi esposo le encantó el cambio de menús y el cambio en mí. Había más de mí para amar. A medida que mi metabolismo sanaba, perdí diez de esas libras y me quedé en un peso bueno y saludable para mí. Tomé toneladas de hierbas y vitaminas. Por casi un año, tomé pequeñas cantidades de Cortef (una hormona bioidéntica recetada para reemplazar la hormona de estrés que mis suprarrenales ya no podían producir).[26] Pero el grado del daño que le había causado a mis suprarrenales era tan severo que tardaría años en repararse.

Los cambios en el estilo de vida eran la artillería pesada. Reprioricé mi vida para eliminar tanto estrés como fuera posible. Vendí nuestra propiedad en Colorado y finalmente nos mudamos a una casa de alquiler barato en la playa en California.

Empecé a dormir tanto como era humanamente posible. No es raro que duerma 11-13 horas cada noche. Pero 9-10 horas son imprescindibles. Mi dormitorio está en total oscuridad, silencioso y con temperatura controlada.

Cuando empecé a pensar con más claridad, me sentí más motivada para hacer algo bueno por el mundo. Como no podía regresar a un trabajo físico duro, decidí escribir. Como no había un libro completo sobre hormonas bioidénticas que verdaderamente contuviera todas las opciones disponibles, empecé a escribir uno. Continué mi investigación y publiqué un libro científico popular sobre las hormonas bioidénticas titulado "Secretos sobre las hormonas bioidénticas".[27] Incluye programas de tratamiento que pueden ser utilizados por los médicos para equilibrar todas las hormonas.

El Protocolo Wiley realmente funciona para mí para sanar todos mis problemas de salud anteriores. En los últimos tres años, mi densidad ósea ha aumentado gradualmente de un nivel no muy bueno (desviación estándar -1) a un nivel excelente (desviación estándar +1). Mi tiroides funciona mejor ahora. Mi cabello está volviendo a crecer poco a poco. Mis citologías cervicales son normales. Mis alergias han desaparecido por completo. ¡Esto es increíble, ya que he padecido de fiebre del heno cada primavera y verano por los últimos veinte años! La inflamación y el dolor en mis dedos y muñecas desaparecieron. Duermo bien por las noches. Recuperé mi energía, y mi vida ha vuelto a la normalidad.

Mi vida sexual es fabulosa. Mi relación con mi esposo es mucho más íntima y profunda. Sé que no estoy condenada al mismo destino que mi madre. Ahora me siento más joven y optimista. La vida es muy buena.

Si hubiera sabido entonces lo que sé hoy, habría comenzado la TRHB cuando era mucho más joven, cerca de los 35, antes de que las cosas empezaran a desmoronarse. Todavía no tengo la energía que tenía en mis treinta y a principios de mis cuarenta. Creo que si hubiera comenzado entonces la TRHB, estaría funcionando casi a ese nivel.

En cambio, me estoy recuperando gradualmente. Soy una de las personas afortunadas. Siento mucha gratitud hacia todos los investigadores de hormonas bioidénticas que han hecho posible que recupere mi vida. Mi meta es inspirarte y darte la información que necesitas para tomar decisiones sobre tus hormonas que prevengan el inevitable declive ocasionado por el envejecimiento, especialmente el envejecimiento en este mundo moderno.

Ahora veamos por qué todo el mundo está tan confundido con respecto a las hormonas.

6. ACLARANDO LA CONFUSIÓN.

LOS MÉDICOS NO APRENDEN LA VERDAD sobre las hormonas bioidénticas en la escuela de medicina. Se promocionan los sustitutos farmacéuticos. La falta de investigación sobre la TRHB se usa para persuadirlos de que no se ha "comprobado" que las hormonas bioidénticas sean más seguras que los sustitutos farmacéuticos. Se excluye la amplia investigación presentada por los expertos de la ACAM y A4M.

Los médicos a menudo usan erróneamente el término "estrógeno," cuando recetan Premarin, un estrógeno equino hecho de orina de una yegua embarazada. Usan equivocadamente el término "progesterona" para referirse a varias variantes sintéticas. Las palabras "estrógeno" y "progesterona" se refieren correctamente sólo a hormonas bioidénticas. "Estrógeno" y "progesterona" no se deberían usar para referirse a hormonas sintéticas u hormonas de otras especies.

Como la mayoría de los estudios sólo han examinado a mujeres que toman hormonas sintéticas, la mayoría de los médicos son cautelosos al usar hormonas bioidénticas para las mujeres, porque no entienden la diferencia y no han estudiado las investigaciones disponibles sobre la TRHB. Los médicos que leen estudios que utilizan el término "progesterona" al referirse a las progestinas (sustitutos artificiales de la progesterona) concluyen que la progesterona es responsable de muchos riesgos de salud, cuando en realidad fue el uso de progestinas sintéticas lo que causó los problemas.[28]

Muchos temen al cáncer.

Hoy en día muchas personas le tienen miedo al cáncer porque se ha demostrado que está asociada con el TRH. Sus temores están basados en los resultados del uso de hormonas equinas y hormonas sintéticas. Lamentablemente, estas personas temerosas no comprenden que las hormonas bioidénticas son bastante seguras y ofrecen protección contra las mismas enfermedades que temen.

LA TRHB nos protege.

Las enfermedades de corazón son responsables del 31% de las muertes de todas las mujeres norteamericanas blancas entre las edades de 50-94 años. Los ataques al corazón y los derrames cerebrales son responsables por la muerte de más mujeres que el cáncer de mama y el cáncer de endometrio juntos. La TRHB protege contra las enfermedades del corazón, los derrames cerebrales y la osteoporosis. Cuando se usa cíclicamente, la TRHB también protege contra el cáncer, especialmente el uterino.

Quizás la verdadera "sabiduría" de envejecer se demuestra en quienes aprovechan el regalo de la TRHB. Este regalo nunca se acaba para quienes lo aceptan, ya que continúan llevando una vida larga y productiva sin la multitud de enfermedades y condiciones degenerativas que les hubieran afectado si hubieran optado por tomar la ruta "natural". La TRHB puede restaurar la libido y la vitalidad, lo que conduce a una relación mejor y más íntima. La TRHB puede conservar un matrimonio feliz, permitiendo que ambas partes vivan la vida al máximo.

7. VIVE UNA VIDA LARGA Y SALUDABLE CON LA TRHB.

LA NATURALEZA ELIMINA A LAS PERSONAS CUANDO YA NO SE PUEDEN REPRODUCIR. En cuanto se cría a los hijos, los miembros no reproductivos de las especies son un desperdicio de comida que se podría usar para aquéllos que se pueden reproducir. A medida que las hormonas necesarias para la reproducción desaparecen, experimentamos un declive en la salud de cada sistema y tejido de los órganos. Ahora la medicina mantiene vivos a muchos, incluso si estamos enfermos, inválidos, e incapacitados para pensar bien.

Las enfermedades y accidentes acabaron con la mayor parte de nuestros antepasados cuando eran jóvenes. Hace cien años, las personas no vivían una vida lo suficientemente larga para que el envejecimiento ocasionara tantos problemas como hoy. La edad promedio de vida en 1900 era 46 años para las mujeres y 48 para los hombres. Ahora la edad promedio de vida es 81 años para las mujeres y 78 para los hombres. Eso supone 35 años adicionales para las mujeres y 30 años para los hombres. Los avances médicos, como los antibióticos, los medicamentos para la alta presión, y la cirugía, nos permiten vivir más allá de los 90 o de los 100.

Ahora vivimos por más décadas. Vivir por más tiempo sin las hormonas adecuadas ha causado un aumento en las cifras de Alzheimer, osteoporosis, enfermedades cardíacas, cáncer, problemas de audición y de la vista, y otras enfermedades. La mayoría de nosotros tendrá una vida larga, pero miserable. Aunque vivimos por más tiempo, nuestras vidas están llenas de enfermedades y discapacidad.

Además nos enfrentamos a problemas de salud desconocidos en el pasado. El medio ambiente tóxico, el suministro de alimentos modificados, la luz artificial, y el daño por las hormonas sintéticas que contienen las pastillas anticonceptivas y los tratamientos para la menopausia han creado problemas de salud a los que nunca antes nos habíamos enfrentado. Por eso es que las cifras de las mujeres que contraen cáncer de mama en los Estados Unidos han aumentado de una de cada ochenta a una de cada nueve, y pronto podrá ser una de cada cuatro.

Podemos engañar a la naturaleza con la TRHB. Cuando restauramos nuestras hormonas a niveles jóvenes, cada órgano y tejido recibirán las hormonas necesarias para la salud. La TRHB puede prevenir los problemas de salud, permitiéndonos seguir viviendo vidas productivas sin depender de otros en la vejez. Puedes elegir se saludable, activa y vibrante hasta el final de tu vida si reemplazas las hormonas que te faltan con otras bioidénticas. O puedes elegir la ruta "natural", sin reemplazo de hormonas deficientes, y aumentar tu riesgo para casi toda molestia, enfermedad y discapacidad física y mental.

8. ¡LAS MUJERES TODAVÍA NO HAN LOGRADO LA IGUALDAD DE DERECHOS MÉDICOS!

LAS MUJERES TIENEN QUE ESFORZARSE MÁS QUE LOS HOMBRES PARA OBTENER AYUDA CON SUS HORMONAS.

Lo que es bueno para el hombre debería ser bueno para la mujer. En el mundo de la medicina, las mujeres no han logrado la igualdad de derechos que tienen los hombres. A diferencia de un hombre, si una mujer quiere la TRHB (especialmente la cíclica), no puede simplemente ir donde cualquier médico y obtenerla. La mayoría de los médicos no recetan la TRHB femenina.

La mayoría de los médicos tratará la andropausia.

Los médicos dicen que la andropausia (menopausia masculina) es una enfermedad que debe tratarse. Un hecho médico aceptado es que los niveles bajos de hormonas sexuales masculinas están asociados con enfermedades, pérdida de vitalidad, y la larga duración de la vida de los hombres. Cuando las hormonas sexuales de un hombre descienden por debajo de los valores de referencia normales de laboratorio, eso se considera hipogonadismo.

El nivel de atención es tratar este estado deficiente con hormonas de suplementación. Esto significa que cualquier médico se consideraría negligente si no tratara esta condición en un hombre.

La mayoría de los médicos no tratará la menopausia.

Los médicos dicen que la menopausia no es una enfermedad que debe tratarse. A diferencia de la visión de la andropausia como un estado de enfermedad que debe tratarse, la mayoría de los médicos ven la menopausia como un estado de vida natural sano que debe tratarse temporalmente, si acaso, con antidepresivos y hormonas sintéticas, normalmente en forma oral (pastillas).

¿Cuándo obtendrán las mujeres igualdad de tratamiento?

Considero que debería utilizarse el MISMO estándar de atención para hombres y mujeres. Al igual que la andropausia es un estado de deficiencia hormonal ocasionado por un descenso subnormal de los niveles de testosterona en los hombres, el mismo estándar de atención debería aplicarse al tratamiento de la menopausia y la perimenopausia en las mujeres cuando tienen deficiencias hormonales. Pienso que cuando las mujeres tienen niveles subnormales de hormonas sexuales, el estándar de atención debería ser la TRHB, igual que el estándar de atención para los hombres es la TRHB cuando el nivel de sus hormonas sexuales es subnormal.

Pasemos a ver las hormonas de una mujer joven saludable, cómo se desequilibran a medida que envejecemos, y cómo buscar un médico que esté dispuesto a aventurarse y tratar nuestras deficiencias hormonales de forma justa, independientemente del clima político prevaleciente en el mundo de la medicina.

9. POR QUÉ LAS MUJERES JÓVENES SON SALUDABLES.

VEAMOS CÓMO FUNCIONAN LAS HORMONAS EN UNA MUJER JOVEN EN SU MEJOR MOMENTO.

La interacción del estrógeno y la progesterona en cantidades variables a lo largo del mes aseguran la salud de la mujer. El estrógeno aumenta durante el principio del ciclo mensual, y sube al máximo el día 12 de tu ciclo menstrual. El estrógeno aumenta el grosor del revestimiento del útero para prepararlo para un óvulo fertilizado. Durante la ovulación, el día 14, el saco vacío del óvulo comienza a producir progesterona, aumentando al máximo el día 21. Si el óvulo no se fertiliza, los niveles hormonales bajan y el revestimiento del útero se elimina en forma de flujo mensual.

Anticipación del receptor.

Los aumentos de cada hormona preparan a las células para que reciban la otra hormona. El aumento de estrógeno prepara a las células para recibir la progesterona. El aumento de progesterona prepara a las células para recibir el estrógeno. Los aumentos de cada hormona son cruciales para preparar a las células para que reciban la otra hormona.

Esto sucede en todo el cuerpo de una mujer joven. A medida que el estrógeno aumenta al máximo, las células de todo su cuerpo están absorbiendo ese estrógeno y generando tejidos fuertes y sanos. El aumento de estrógeno prepara las células para que reciban la progesterona. Entonces las células absorben esa progesterona cuando aparece mágicamente el día 14.

La progesterona destruye cualquier célula que ya no deba estar ahí. Estas células viejas e inútiles son transportadas y eliminadas. El aumento de progesterona el día 21 prepara las células para que reciban el estrógeno, y el ciclo entero comienza de nuevo.

La danza de las hormonas conserva la salud.

Este proceso conserva tus huesos fuertes. Evita la osteoporosis, conservando los huesos fuertes y jóvenes.

Protege tu corazón. El estrógeno produce nuevas células cardíacas sanas, lo que mantiene tu corazón latiendo fuerte y regularmente. La progesterona viene entonces y elimina las células viejas para dar paso a las células más nuevas que se formarán a medida que prepara las células para volver a recibir el estrógeno.

En tu cerebro, el proceso te mantiene ágil. El estrógeno construye los revestimientos de las células nerviosas que transmiten las señales que mantienen tu memoria ágil. El estrógeno y la progesterona trabajan para renovar las células cerebrales que mantienen tu pensamiento al más alto nivel. Esta interacción de las hormonas previene el declive mental, el Alzheimer y la demencia senil.

El aumento mensual de estrógeno es esencial para la salud de todos tus nervios y células cerebrales.[29] [30] El aumento de estrógeno protege todos los nervios de tu cuerpo al construir un escudo protector alrededor de ellos. La progesterona evita la irritabilidad y la depresión.

El proceso protege tus senos. El aumento de estrógeno prepara las células para que reciban la progesterona. La progesterona llega a las células y destruye cualquier célula vieja, cancerosa, indeseable, y las arroja a la basura. Los conductos de leche se mantienen fuertes, saludables y sin cáncer.

El proceso conserva tus vasos sanguíneos sanos. El estrógeno produce nuevas células en tus venas y arterias y las prepara para que reciban la progesterona. La progesterona elimina las células viejas y peligrosas que podrían causarte problemas. La progesterona prepara las células para que reciban de nuevo el estrógeno. Los vasos sanguíneos se mantienen despejados, evitando los coágulos de sangre venosa, espasmos arteriales, derrames cerebrales y los ataques al corazón.

Este mismo proceso ocurre en más de 300 tejidos del cuerpo que requieren estos aumentos mensuales de estrógeno y progesterona para mantenerlos sanos. Mientras los niveles hormonales permanezcan lo suficientemente altos y aumenten, los huesos estarán fuertes, tendrás buena salud, el deseo sexual será saludable, y las funciones mentales se conservarán ágiles.

Todos los meses, el aumento de estrógeno nutre las células de todo el cuerpo asegurando que todos los órganos permanezcan sanos. El aumento de estrógeno abre las puertas de las células invitando a que la progesterona entre a ellas. La progesterona descompone las células indeseables e inútiles y las desecha. Esta interacción mensual de estas dos importantes hormonas asegura nuestra salud con una constante construcción, descomposición y renacimiento.

Cuando somos jóvenes y sanos, experimentamos una construcción y una destrucción mensual de las células viejas. Se producen nuevas células y las viejas mueren para que las nuevas puedan nacer de nuevo.

Este proceso evita el cáncer, las enfermedades cardíacas, la pérdida de memoria, la artritis, y otras enfermedades comunes de las mujeres envejecientes. Los tejidos de todo el cuerpo, incluyendo las articulaciones, el colon, el cerebro, los senos, los ovarios y el corazón deben tener estos aumentos rítmicos de estrógeno y luego de progesterona para permanecer sanos.

Esta danza de crear y descomponer conserva nuestra salud... hasta que la danza se termina. Para que ocurra el flujo mensual, debe haber suficiente estrógeno para abrir las células y que reciban la progesterona, y debe haber suficiente progesterona por sólo dos semanas del mes para preparar las células para recibir estrógeno.

Cuando el estrógeno y la progesterona entran en declive, se acabó la danza. La música se detiene.

10. LA PROGESTERONA DECLINA PRIMERO.

CUANDO LAS HORMONAS NO SE PRODUCEN EN CANTIDADES ADECUADAS O EN AUMENTOS, ESTAMOS EN PROBLEMAS.

El ritmo mensual es crucial para la salud. Veamos cómo podemos evitar problemas a medida que envejecemos.

La progesterona (P4) equilibra el estrógeno. El estrógeno hace que retengas agua. La progesterona te ayuda a deshacerte de los fluidos.

La progesterona es la primera hormona en declinar a medida que las mujeres envejecen. Declina mucho antes que el estrógeno. Debería ser la primera en suplementarse a medida que envejecemos para evitar la condición de dominancia de estrógeno, en la que hay demasiado estrógeno en relación con la progesterona. Si eso ocurre, nos volvemos propensas a crecimientos anormales, como el cáncer, los fibromas y los quistes. Cuando hay una deficiencia de progesterona, incluso los niveles bajos de estrógeno en el cuerpo pueden conducir a quistes del seno, cáncer de mama y otros cánceres de los órganos reproductivos.

La progesterona bioidéntica (P4) protege a las mujeres:

- **Protege los senos y otros órganos femeninos contra el cáncer.**
- **Construye y conserva los huesos.**
- **Protege el corazón, los vasos sanguíneos y los nervios.**
- **Ayuda a que la hormona de la tiroides funcione mejor.**
- **Aumenta la sensibilidad de las células al estrógeno.**
- **Aumenta el crecimiento del cabello.**
- **Reduce los niveles de insulina y regula el azúcar en la sangre, reduciendo la diabetes.**
- **Es termogénica—ayuda a quemar grasas para producir energía.**
- **Ayuda a bajar la presión sanguínea.**
- **Disminuye el colesterol y aumenta el colesterol bueno (HDL).**
- **Te calma.**

La progesterona es eficaz por 2 razones:

(1) La progesterona hace que el estrógeno funcione mejor. Cuando se toma por dos de cada cuatro semanas, la progesterona le indica a las células de todo el cuerpo que se preparen para permitir que llegue el estrógeno y que sea utilizado. Las células escuchan a la progesterona tocando a su puerta y la abren para permitir que el estrógeno entre. El estrógeno se usa entonces para crear células nuevas y saludables en todo el cuerpo.

(2) La progesterona elimina las células viejas y cancerosas. Después del crecimiento de las células estimulado por el estrógeno, la progesterona produce la muerte celular a la mitad del ciclo. La interacción de las dos hormonas les brinda salud a las mujeres. La progesterona por dos semanas al mes imita el ciclo normal de crecimiento y destrucción. Este ciclo mensual trae salud a todos los tejidos del cuerpo, incluso al cerebro, los huesos, los senos y el corazón.

Los tejidos que se construyen tienen que destruirse de nuevo o causarán problemas. El estrógeno construye cosas. La progesterona elimina la basura.

NO REEMPLACES EL ESTRÓGENO SIN REEMPLAZAR LA PROGESTERONA. Si el estrógeno se administra sin progesterona, se llama "estrógeno sin oposición," y puede causar cáncer. Si tu médico quiere darte crema de estrógeno para la sequedad vaginal sin darte progesterona, eso no es bueno. Causa dominancia de estrógeno, y la dominancia de estrógeno no es buena.

La dominancia de estrógeno se puede corregir.

La dominancia de estrógeno es, con mucho, el problema hormonal más común de las mujeres de cualquier edad. La dominancia de estrógeno es la causa subyacente del SOP (síndrome de ovario poliquístico), enfermedad poliquística del seno, fibromas, SPM (síndrome premenstrual) y sangramiento excesivo. La dominancia de estrógeno está causada por la deficiencia de progesterona. El único tratamiento eficaz es la progesterona bioidéntica.

Usa sólo progesterona natura bioidéntica--P4. Ha sido aprobada por la FDA.[31] Cuando reemplaces la progesterona, no uses sustitutos de progesterona, como Provera. Recuerda, la mayoría de los médicos no entienden la diferencia. Con frecuencia dicen que están recetando "progesterona", cuando a lo que realmente se refieren es a variaciones sintéticas fabricadas por compañías farmacéuticas. Las progesteronas sintéticas no tienen los efectos beneficiosos de la progesterona natural. No trates de reemplazar la progesterona con cremas que puedes comprar en Internet o en tiendas de alimentos naturales. No están estandarizadas y no son bioidénticas. No sabes lo que estás comprando y no sabes cuánto estás obteniendo (si acaso algo). Incluso si son concentraciones potentes, no son bioidénticas.

Las hormonas bioidénticas sólo están disponibles con receta médica. Los médicos tienen el control absoluto de la TRHB para satisfacer tus necesidades hormonales. Tu médico puede recetarte la cantidad exacta que necesitas después de hacerte pruebas. Una farmacia que prepare formulaciones puede hacerla en la cantidad correcta para ti. Pueden equilibrar tus hormonas con exactitud. No juegues con tu salud. ¡Hazlo correctamente!

El estrés devora la progesterona. Si una mujer está constantemente en estrés, sus suprarrenales están bombeando constantemente altos niveles de hormonas de estrés. Esas hormonas están hechas de progesterona. Los altos niveles de hormonas de estrés pueden llevar a un estado de deficiencia de progesterona a cualquier edad.

Síntomas de baja progesterona.

- **Cambios de estado de ánimo, irritabilidad, depresión, ansiedad, y ataques de pánico.**
- **Fatiga.**
- **Alergias, inflamación, problemas inmunológicos, artritis.**
- **Calambres.**
- **Acné.**
- **Infertilidad.**
- **Quistes del seno, quistes ováricos, fibromas.**
- **Libido baja.**
- **Sofocos.**
- **SPM-aumento de peso abdominal.**
- **Dolor en las articulaciones.**
- **Pérdida ósea.**
- **Dolores de cabeza.**
- **Sangramiento más profuso (causa #1 de las histerectomías).**
- **Sueño más ligero.**
- **Pensamiento confuso.**

Suplementar con progesterona lo suficientemente temprano podría evitar la dominancia de estrógeno que ocasiona los síntomas que justifican la extirpación del útero y los ovarios de una mujer.

Reemplazar la progesterona cuando está baja reducirá la inflamación y las enfermedades crónicas degenerativas. Úsala sólo los días 14-28 del ciclo menstrual para simular los ciclos normales.

Es mejor restaurar las hormonas a niveles óptimos cuando empiezan a declinar en lugar de esperar a reemplazarlas cuando falten en gran medida y el daño ya esté hecho.

11. PERIMENOPAUSIA—UNA ÉPOCA PELIGROSA.

LOS CICLOS ANOVULATORIOS SON CICLOS SIN OVULACIÓN. Sin ovulación, los ciclos son irregulares con flujo irregular. Aproximadamente en la década anterior a la menopausia, hay un período llamado "perimenopausia" en el que hay meses en que la ovulación no ocurre. Si el óvulo no se libera, la progesterona no puede ser liberada del saco vacío del óvulo.

Las atletas delgadas que entrenan duramente a menudo son anovulatorias. En algunas de estas mujeres, la menstruación se detiene por completo. Una nutrición deficiente, el estrés, los xenoestrógenos (toxinas que imitan a las hormonas) y las hormonas anticonceptivas también ocasionan ciclos anovulatorios. El SPM se produce cuando el saco del óvulo no produce suficiente progesterona. La dominancia de xenoestrógenos y estrógeno son la causa más común.

Cuando los niveles de progesterona bajan, el estrógeno se vuelve dominante. Cuando la progesterona no se produce o es insuficiente, el estrógeno se vuelve dominante porque no está siendo balanceado por la progesterona. Por tanto, el estrógeno no tiene "oposición". Examinaremos la dominancia de estrógeno detalladamente más adelante.

Trata la dominancia de estrógeno con progesterona. La dominancia de estrógeno comienza a ocurrir en cualquier momento durante los años anteriores a la menopausia. Es una buena idea cortar esto de raíz mediante la suplementación con progesterona natural bioidéntica para prevenir muchos de los problemas causados por la dominancia de estrógeno. Usa una crema de progesterona formulada por una farmacia que prepare formulaciones sólo durante los días 14-28. Tu médico puede medir tus hormonas y recetarte la cantidad exacta que necesitas para balancear tus hormonas.

No tomes progesterona todos los días. Si lo haces, con el tiempo hará que no puedas recibir estrógeno. Sin estrógeno tampoco puedes recibir progesterona. La progesterona diaria es una idea muy mala.

Empieza la TRHB cuando aparezcan los primeros síntomas de deficiencia para evitar los desequilibrios hormonales de la perimenopausia, una época peligrosa para las mujeres. Debido a la anovulación, el estrógeno se vuelve dominante en relación con la progesterona, ocasionando que las mujeres se vuelvan más propensas a ataques al corazón y cáncer.

Al evitar la deficiencia hormonal de la perimenopausia, podrás evitar el grave deterioro físico y mental que se produce durante los primeros años del declive hormonal. Si tienes síntomas de deficiencia hormonal, tu médico debe revisar tu estrógeno, progesterona, y testosterona cada dos años hasta pasar de los cuarenta. Y después, estas hormonas se deben revisar todos los años.

La perimenopausia está asociada con un tipo de enfermedad del corazón muy distinta a la de la menopausia. Los ataques al corazón que las mujeres sufren en sus cuarenta están ocasionados por "vasoespasmos repentinos". El músculo de la arteria se contrae y no se relaja. Estos ataques al corazón ocurren rápidamente, sin aviso. Estos ataques al corazón matan a mujeres sanas por lo demás que a menudo están en buena forma física y no son fumadoras.

Los ataques al corazón en la perimenopausia son ocasionados por la falta de progesterona. Estos ataques al corazón en la perimenopausia con frecuencia son más fatales que los que ocurren en la menopausia.

Los ataques al corazón durante la menopausia están ocasionados por la falta de estrógeno. Los ataques al corazón en mujeres que han llegado a la menopausia se deben a que las arterias del corazón se han bloqueado con placa. Los ataques al corazón durante la menopausia son del mismo tipo que sufren los hombres. El estrógeno protege a las mujeres de este tipo de ataque al corazón.

Durante la menopausia, los cánceres existentes pueden crecer sin ser detectados por la progesterona protectora. Sin progesterona, el estrógeno nunca deja de producirse. A medida que la progesterona desaparece, el cáncer puede crecer sin ser detectado.

Cuando la progesterona desaparece y el nivel de estrógeno es alto, como es el caso durante la perimenopausia, esto te hace propensa a la formación de lesiones del precancerosas del seno. Esto finalmente puede derivar en cáncer del seno si no haces algo al respecto.

El estrógeno sin oposición ocasiona dominancia de estrógeno--SPM, el desarrollo de fibromas uterinos, cáncer de endometrio, y enfermedad fibroquística del seno. Si el problema de ausencia de progesterona no se trata, la dominancia de estrógeno puede salirse de control.

Ciclos irregulares. El descenso en los niveles de progesterona ocasionan una menstruación irregular. A medida que la perimenopausia avanza, más ciclos anovulatorios ocurren. Esto ocasiona ciclos irregulares con una cantidad y duración de flujo irregulares. Los períodos prolongados de ciclos anovulatorios producen inicialmente períodos de flujo liviano.

Esto progresa a un marcado engrosamiento del revestimiento uterino, lo que ocasiona períodos muy abundantes y prolongados. Esta es la razón más común para una histerectomía. Se podría evitar si la TRHB se comienza cuando aparezcan los primeros síntomas de deficiencia de hormonas.

Veamos la otra hormona sexual importante de las mujeres, el estrógeno.

12. ESTRÓGENO Y MENOPAUSIA.

¿QUÉ ES EL ESTRÓGENO? El estrógeno es la hormona que produce el desarrollo de los senos y hace a las mujeres atractivas para los hombres.

El estrógeno hace que una mujer sea receptiva a las relaciones sexuales. Promueve una piel suave y asegura la salud de todos los órganos sexuales femeninos, incluyendo la vagina. Mejora los sentidos del gusto y el olfato, disminuye el apetito, mejora la capacidad de pensar y estabiliza el estado de ánimo. Es un antidepresivo leve. Cuando tienes suficiente estrógeno, te ayuda a protegerte contra la esquizofrenia y el Alzheimer. Mantiene tu piel gruesa y firme, y previene las arrugas.

Lo más importante es que previene la osteoporosis y las enfermedades del corazón. Previene cada uno de los síntomas de la menopausia enumerados a continuación.

300 tejidos distintos en los hombres y las mujeres dependen del estrógeno para funcionar bien, especialmente el cerebro, el hígado, los huesos, el útero, la vejiga, los senos, la piel, y los vasos sanguíneos. A medida que todas las hormonas sexuales disminuyen radicalmente en la menopausia, la TRHB puede beneficiar la calidad y duración de la vida dramáticamente.

La menopausia ocurre cuando perdemos nuestras hormonas, específicamente la progesterona, el estrógeno, la testosterona, la DHEA, la oxitocina, y algunas otras hormonas. Cuando dejamos de tener el periodo, perdemos una manera importante de limpiar nuestros cuerpos.

Cuando una mujer llega a la menopausia, sus ovarios producen cada vez menos estrógeno hasta que finalmente comienza a tener sofocos. A veces puede empezar a sudar y a sentir mucho calor aunque la temperatura ambiental sea normal. Los sofocos y los sudores nocturnos son a menudo los primeros síntomas que llaman la atención de una mujer al hecho de que está entrando en la menopausia. Este es el momento en que muchas mujeres comienzan a pensar en reemplazar las hormonas para sentirse mejor. Quieren sentirse de nuevo como solían hacerlo antes.

Sofocos y sudores nocturnos.

Los sofocos y los sudores nocturnos anuncian la menopausia. Alrededor de los 45-50 años de edad, a los ovarios se les agotan los óvulos. Los niveles de estrógeno eventualmente descienden por debajo de los niveles necesarios para engrosar el revestimiento del útero. El flujo menstrual se vuelve más ligero y más irregular, y finalmente cesa. El cerebro se desenfrena en un esfuerzo inútil para estimular la ovulación. El centro del cerebro que controla el sobrecalentamiento es estimulado por esta actividad y ocasiona la sudoración. El cerebro no puede detener esta actividad sin estrógeno o progesterona. Otros centros de control en el cerebro se descontrolan, ocasionando malhumor, cansancio y oscilaciones de temperatura, desde sentir mucho frío a sentir mucho calor.

En la menopausia, usualmente los niveles de estrógeno y progesterona son muy bajos. El sistema inmunológico se ve especialmente afectado cuando el nivel de estas hormonas baja. Sin estrógeno y progesterona, el sistema inmunológico se desequilibra. Ataca los propios tejidos del cuerpo. Cuando ataca los cartílagos, ocasiona artritis. Si ataca la tiroides, ocasiona la enfermedad de Hashimoto y la tiroides se descontrola, arruinando nuestro metabolismo. Sin estrógeno y progesterona es difícil dormir. Si no duermes, con frecuencia te vuelves resistente a la insulina y ganas peso.

Si una mujer permite que un médico extirpe su útero y/u ovarios, llegará a la menopausia mucho antes. En lugar del desarrollo gradual de la menopausia natural, ocurrirá de un día para otro. Una tercera parte de las mujeres en los Estados Unidos menores de 60 años se han sometido a una histerectomía. Los cirujanos a menudo extirpan el útero y los ovarios cuando una mujer está en sus 40 para aliviar los síntomas de sangrado excesivo o para extirpar un fibroma cuando no existe una patología grave.

Cuando sólo se extirpa el útero, los ovarios pronto dejarán de funcionar, por lo que con frecuencia se extirpan junto con el útero. Algunos cirujanos extirpan los ovarios para prevenir el cáncer. Cuando el útero se extirpa, los síntomas incluyen irritabilidad, nerviosismo, insomnio, dolor en los huesos, articulaciones o músculos, dolores de cabeza, palpitaciones, depresión, ansiedad, vértigo y molestias durante las relaciones sexuales. La depresión como resultado de la histerectomía es mucho más severa que la que produce la menopausia natural. Algunas mujeres pierden el deseo sexual por completo después de que los ovarios hayan sido extirpados. La osteopenia (cuando los huesos comienzan a desmineralizarse) ocurre en la mayoría de las mujeres de dos a cuatro años después de la extirpación del útero y los ovarios si no hay un remplazo hormonal.[32]

Síntomas de la menopausia:

- ***Engordar.*** A medida que los ovarios dejan de producir estrógeno, el cuerpo puede engordar, especialmente el abdomen, para compensar la pérdida de estrógeno. Un estrógeno débil se produce en la grasa. La mujer menopáusica pierde energía y no siente ganas de hacer ejercicio.
- ***Dificultad para dormir.*** Tendrá dificultad para conciliar el sueño y a menudo se despertará en medio de la noche.
- ***Crecimiento de vello facial y caída del cabello.***
- ***Problemas sexuales*** incluye la pérdida de interés en el sexo, la aversión al sexo, sequedad vaginal, relaciones sexuales dolorosas, pérdida de

sensación en el clítoris, pérdida del control urinario y una disminución de los orgasmos.

- ***Evitar el contacto.*** Hay un leve adormecimiento por toda la piel. El deseo de tocar y ser tocado puede desaparecer. La piel se reseca y pica. Ser tocada no se siente bien.
- ***La vagina pierde tono, encoge, se afina, se reseca y duele.*** Las grietas en las paredes vaginales y los cambios en las secreciones vaginales estimulan el crecimiento de gérmenes. Se producen infecciones y picor.
- ***Cambios en la vulva.*** Los tejidos de la vulva pierden grasa y humedad y pueden empezar a sangrar al bañarse, secarse con la toalla, o tener sexo moderado. El picor causa que uno se rasque, lo que produce sangramiento. Las pequeñas cicatrices alrededor de los labios de la vulva pueden hacer que los pliegues se peguen unos a otros.
- ***Prolapso del útero y/o de la vejiga.*** El tejido conectivo se debilita. El útero puede descender a través de la vagina y la vagina puede descender a través de la pared frontal de la vagina.
- ***Infecciones de la vejiga, mayor necesidad de orinar, e incontinencia por estrés.*** Estornudar, toser, reírse y bailar pueden provocar que la orina se escape de la vejiga. Puede que las mujeres se levanten varias veces durante la noche para orinar y usen toallas sanitarias durante el día.
- ***Se forman arrugas a medida que se pierde colágeno.***
- ***La pérdida de estatura*** se produce cuando los discos de la columna vertebral se deshidratan y el tejido conectivo que te sostiene de pie se debilita. La osteoporosis puede ocasionar pequeñas fracturas en los huesos de la columna vertebral.
- ***Mareos, palpitaciones, irritabilidad, pérdida de memoria, ansiedad, depresión, dolores de cabeza.*** El corazón se debilita y se vuelve propenso a latidos irregulares. La depresión es común.[33] Se produce pérdida de la memoria y otras deficiencias cognitivas.

13. AÑADIR ESTRÓGENO.

LAS MUJERES MÁS DELGADAS TIENEN MENOS ESTRÓGENO, por regla general. Las personas constantemente a dieta, anoréxicas, y las atletas que se entrenan en exceso, con frecuencia tienen niveles bajos de estrógeno. Cuando las mujeres entran en la menopausia, sus niveles de estrógeno bajan y pueden volverse deficientes en estrógeno.

La deficiencia de estrógeno puede corregirse consumiendo alimentos que contengan suficiente colesterol (mantequilla, camarones y carnes orgánicas), las calorías suficientes para mantener un nivel saludable de grasa corporal, y tomando estrógeno y progesterona bioidénticos.

Premarin. Si acudes a un médico tradicional y le dices que estás padeciendo cualquiera de los síntomas de la menopausia, puede que te dé una receta de Premarin. Premarin está hecho de orina de una yegua preñada. Sí, ¡una YEGUA preñada! Premarin actúa en el cuerpo humano para aliviar los síntomas de la menopausia. Pero es muy peligroso, porque los subproductos son extraños y muy activos a nivel hormonal. Causa muchos problemas, incluso coágulos de sangre en las piernas y cáncer. Todas las cosas malas que has escuchado sobre tomar estrógeno son el resultado de tomar Premarin u hormonas sintéticas que no están formadas como las que se producen en el cuerpo humano.

No tomes Premarin u hormonas sintéticas. Punto y final. Por eso es que debes buscar un médico que no sea tradicional, uno que esté dispuesto a recetar hormonas bioidénticas, hormonas con la forma exacta a las que se producen en nuestros cuerpos.

Hay tres estrógenos bioidénticos: E1, E2, y E3. Cada uno tiene propiedades, acciones y niveles distintos dependiendo de la edad.

E1. El primero es E1, o estrona. Termina en "ona" (una). E1 es un estrógeno débil que produce aumento de peso y disminución de la vitalidad. Aumenta la grasa abdominal. El cuerpo produce más en la menopausia.

E2. El segundo es E2, o estradiol. Contiene el morfema "di", que significa "dos". Estradiol es el estrógeno más activo y poderoso. Éste es el estrógeno más importante y el que querrás reemplazar. Está aprobado por la FDA.[34] Éste es el estrógeno de tus años reproductivos.

E3. El tercero es E3 o estriol. Contiene el morfema "tri" que significa tres. El aumento de estriol se produce durante el embarazo. Los datos que existen sobre algún efecto protector contra el cáncer del seno son contradictorios. [35] [36] [37] [38] [39] Puede tener efectos promotores de cáncer porque el E3 se descompone en un subproducto que puede conducir al cáncer.[40] No está aprobado por la FDA.

Opciones para añadir estrógeno bioidéntico.

"Bi-Est" es una receta que normalmente contiene 80% de E3 y 20% de E2. Viene en gel o crema. Como algunos médicos consideran que el E3 es el estrógeno "bueno", recetan "Bi-Est." Pero un subproducto nocivo del E3 puede aumentar el riesgo de cáncer.[41] [42]

"Tri-Est" normalmente contiene 80% de E3, 10% de E2, y 10% de E1. Antes se usaba más frecuentemente, pero ya no. La mayoría de los expertos están de acuerdo en que el E3 no es una hormona que quisieras aumentar. Las mujeres menopáusicas ya tienen demasiado E1. No necesitan más.

Los fitoestrógenos son sustancias químicas que se encuentran en las plantas y que pueden actuar como el estrógeno. Pero cuando la soya y otros estrógenos vegetales se usan solos, sin la TRHB, pueden aliviar los síntomas pero no hacen nada para reducir la dominancia de estrógeno y restaurar un equilibrio normal de estrógeno-progesterona.

Ten cuidado si estás tratando de corregir un desequilibrio hormonal usando fitoestrógenos. Las investigaciones han encontrado que la genisteína (un fitoestrógeno derivado de la soya) puede causar problemas de la tiroides.[43] [44] La tiroides es una glándula que te hacer sentir enérgica y sin estreñimiento. El resveratrol es un fitoestrógeno que es bueno para tu peso, huesos, y para la función mitocondrial. Protege tus nervios.[45]

Cuando se toma la TRHB, usar fitoestógenos puede ser contraproducente, ya que compiten con la TRHB para entrar a las células y aumentar la dominancia del estrógeno.

El E2 es la mejor opción para el reemplazo de estrógeno. El estradiol tiene unas 400 funciones que son importantes para conservar la buena salud. Cuando las mujeres menopáusicas empiezan a usar E2, su apetito se regula, y la grasa se mueve del abdomen a las caderas. El E2 puede tener un efecto protector contra el Alzheimer, las enfermedades del sistema inmunológico, las enfermedades cardiovasculares,[46] y la osteoporosis.[47] El estradiol estabiliza las emociones. El estradiol se puede tomar de varias formas:

Los estrógenos por vía oral (pastillas) no deben usarse nunca. Se descomponen en subproductos que promueven el cáncer. Se tiene que usar de dos a cinco veces más estrógeno por vía oral comparado con los preparados transdérmicos. Los subproductos aumentan la grasa corporal, los triglicéridos, elevan la presión arterial, la resistencia a la insulina, los coágulos de sangre, las enfermedades de la vesícula, la inflamación, y aumentan el riesgo de cáncer. [48] [49]

Los parches pueden contener sustancias químicas nocivas y no se absorben uniformemente.

Las cremas o geles son la mejor forma de usar estrógeno, ya que se absorben en la base grasa y se liberan poco a poco en el torrente sanguíneo, simulando la forma en que tus ovarios liberaban el estrógeno cuando eras más joven. Son fáciles de usar, más seguros, y son lo más eficaz.

14. EQUILIBRIO HORMONAL.

CONSERVA EL EQUILIBRIO HORMONAL. Si el estrógeno se eleva mucho en relación a la progesterona, se produce un estado de "dominancia de estrógeno". Si tienes ciclos menstruales, tu médico deberá indicarte que te midas el estradiol el día 12 y la progesterona el día 21 del ciclo menstrual para asegurarte de que el E2 alcance su punto máximo el día 12 y la P4 alcance su punto máximo el día 21. Es importante mantener niveles suficientes de cada hormona. Pero es incluso más importante mantener equilibrada la relación entre ellas.

LA DOMINANCIA DE ESTRÓGENO se produce cuando la suma de todos los estrógenos del cuerpo es demasiado alta en relación con la progesterona.

El problema más común de la pre-menopausia es el exceso de estrógeno y la deficiencia de progesterona.

Redunda en fatiga y aumento de peso. Las alergias pueden empeorar. La sangre se coagula con más facilidad, lo que puede predisponerte a un derrame cerebral o una embolia. Se desarrollan problemas de la vesícula. El estado de dominancia del estrógeno a menudo empeora por la falta de ejercicio, una dieta deficiente, el estilo de vida, el uso de pastillas anticonceptivas, y la toxicidad producida por las toxinas medioambientales que se absorben y almacenan en el cuerpo. Con el transcurso de los años, el estado de dominancia del estrógeno y sus síntomas empeoran.

Premarin ocasiona dominancia del estrógeno. Premarin es especialmente perjudicial porque no es una hormona humana y no puede ser descompuesta adecuadamente por el cuerpo humano. Los subproductos de esta hormona extraña no humana no son fáciles de eliminar del cuerpo. Aunque se ha demostrado que Premarin es perjudicial, todavía lo usan millones de mujeres en todo el mundo.

La obesidad ocasiona dominancia del estrógeno. Las células adiposas producen estrógeno. La mayoría de las personas con sobrepeso tienen un desequilibrio hormonal. A menudo tienen demasiado estrógeno, demasiada insulina, y una tiroides hipoactiva. No podrán perder grasa hasta que ajusten sus hormonas.

Tratamiento para la dominancia de estrógeno. Optimizar las hormonas, reducir la toxicidad, corregir el metabolismo anormal del estrógeno,[50] reducir el estrés, hacer ejercicio regularmente, y cambiar los hábitos alimenticios no saludables. Tomar fibra con la comida más alta en grasa del día para eliminar el exceso de estrógeno y la toxicidad. Añadir de dos a cuatro gramos de aceite de pescado al día a la dieta ayuda a reducir la inflamación.

La progesterona bioidéntica en el tratamiento para las mujeres con dominancia de estrógeno. Es importante buscar un médico que realmente entienda las hormonas femeninas, que sepa cuándo y cómo examinar los niveles hormonales, y que no tema recetar la TRHB.

El calcio D-Glucarato corrige el exceso de estrógeno tanto en los hombres como en las mujeres.[51] Como todos los xenoestrógenos provienen de contaminantes medioambientales como los plásticos, cosméticos, insecticidas y pesticidas, la mayoría de las personas tienen una inmensa carga tóxica de hormonas químicas circulando por el cuerpo, y el cuerpo no tiene forma de eliminarlas. El calcio D-glucarato ayuda al cuerpo a eliminar muchas de estas hormonas sintéticas, carcinógenos, y promotores de tumores. Las mujeres que estén tratando de quedar embarazadas podrán quedar embarazadas después de usarlas por algunos meses. Elimina rápidamente el exceso de estrógeno. Asegúrate de usar lo suficiente. Ten cuidado, porque puede interferir con algunos antidepresivos con receta. Puedes obtenerlo en las tiendas de alimentos naturales.

Los síntomas de dominancia de estrógeno incluyen:

- **Irritabilidad, cambios de estado de ánimo, ansiedad.**
- **Retención de sal y líquidos.**
- **Coágulos de sangre.**
- **Reacciones alérgicas.**
- **Antojos de comida.**
- **Sofocos.**
- **Periodos irregulares.**
- **Depresión.**
- **Retención de agua, distensión abdominal.**
- **Alteraciones del sueño.**
- **Dolores de cabeza.**
- **Pérdida de la memoria a corto plazo.**
- **Antojo de dulces.**
- **Fibromas uterinos.**
- **Dolor en los senos.**
- **Hinchazón de los senos (durante todo el mes).**
- **Quistes de seno y ovarios.**
- **SPM.**
- **Cáncer de mama, uterino y de ovario.**
- **Endometriosis.**
- **Aumento de los niveles de colesterol y triglicéridos.**
- **Aumento de peso y agotamiento.**

15. ¿QUÉ TRHB ES LA MEJOR PARA TI?

DOSIFICACIÓN CONTINUA ES TOMAR LA MISMA DOSIS CADA DÍA. Es el nivel de atención para aquellos médicos que recetan la TRHB, incluso los que son "holísticos". La mayoría de los médicos que están dispuestos a recetar hormonas bioidénticas sólo lo harán con un método de dosificación continua. Estos médicos recetarán una dosis pequeña de estrógeno en crema o gel para frotarlo en la piel en la misma cantidad todos los días.

Estos médicos recetarán una dosis pequeña de estrógeno en crema o gel para frotarlo en la piel en la misma cantidad todos los días del mes. O puede que receten progesterona en crema o gel para frotarla en la piel en la misma cantidad por dos de cada cuatro semanas. Cuatro días al final del mes podrán designarse como días "sin hormonas" en los que no se aplica ninguna hormona. Con la TRHB continua, el objetivo del médico es evitar el sangrado menstrual en la mujer menopáusica.

DOSIFICACIÓN CÍCLICA ES CAMBIAR LA DOSIS DE LAS HORMONAS A LO LARGO DEL MES PARA IMITAR EL CICLO NORMAL DE UNA MUJER. El Protocolo de Wiley es el método predominante de dosificación cíclica. Los periodos mensuales se producen.

LA DOSIFICACIÓN CONTINUA NO ES LA MEJOR OPCIÓN PARA MUCHAS MUJERES. Los médicos que recetan estrógeno y progesterona para ser usados continuamente asumen que la mujer norteamericana promedio no quiere sentirse incomodada por la menstruación. Aunque esto es verdad, si las mujeres norteamericanas realmente entendieran los beneficios de la dosificación cíclica con el consiguiente resultado del flujo mensual, quizás cambiarían de opinión.

Las mujeres norteamericanas no entienden cómo la menstruación conserva su salud. Las mujeres norteamericanas han sido criadas creyendo que el flujo menstrual es una maldición. Pero otras culturas honran el ciclo menstrual. Las ceremonias se celebran durante la hora lunar. La carpa roja es una celebración en homenaje al poder femenino.

Si la salud es tu principal prioridad, deja a un lado las arraigadas creencias contraproducentes culturales. El flujo menstrual es algo saludable. Es hora de dejar salir las toxinas de tu cuerpo.

La TRHB continua previene la osteoporosis[52] y las enfermedades del corazón.[53] Pero la dosificación cíclica de TRHB tiene ventajas de salud adicionales con respecto a la TRHB continua porque la TRHB continua no imita la forma en que las hormonas de una mujer joven cambian con la luna a lo largo del mes, igual que las mareas del océano cambian de altas a bajas en respuesta a los ciclos lunares. El ciclo lunar de una mujer joven produce un aumento y una disminución de las hormonas de su cuerpo.

Este flujo y reflujo de hormonas cada mes nos protege del cáncer y proporciona una ruta importante de desintoxicación en forma de flujo menstrual.

Un creciente número de mujeres está exigiendo ahora el "Protocolo de Wiley". La receta consiste en la aplicación de cremas dos veces al día que suministran una dosis cada vez mayor de estradiol bioidéntico durante la primera mitad del ciclo, reduciendo el estradiol en la mitad del ciclo, y luego continuando con el estradiol en una dosis moderada por el resto del ciclo. La progesterona bioidéntica se añade a la mitad del ciclo, en una dosis mayor, y luego se disminuye al final del ciclo.

El Protocolo de Wiley simula las hormonas variables de una mujer joven saludable acompañadas del flujo menstrual mensual. Los defensores sostienen que restaura su juventud y la salud y disminuye el riesgo de las enfermedades asociadas con el envejecimiento, incluyendo las enfermedades del corazón, los derrames cerebrales, el cáncer, y el Alzheimer.

Pocos médicos recetarán el protocolo, especialmente aquéllos en los estados conservadores, donde el seguro contra negligencia no los cubrirá si lo recetan. **www.thewileyprotocol.com**[54]

En "Lights Out", Wiley describe cómo evolucionó la vida bajo la influencia de períodos fluctuantes de luz y oscuridad.[55] El ciclo menstrual está regido por la fluctuación de la luz y la oscuridad de la luna en los ciclos lunares. El Protocolo de Wiley funciona con el ciclo lunar al usar la luna nueva como el día uno del ciclo menstrual.

En "Sex, Lies and Menopause" (Sexo, mentiras y menopausia), Wiley subraya la importancia de imitar el ritmo natural de las hormonas en el ciclo menstrual de una mujer joven saludable para restaurar y proteger nuestra salud.[56]

Este proceso requiere niveles al máximo tanto de estradiol como de progesterona para funcionar adecuadamente. El Protocolo de Wiley copia exactamente los niveles cambiantes del estrógeno y la progesterona a lo largo del mes, con las alzas juveniles de estradiol el día

12 y el alza de progesterona el día 21. Esta interacción de alzas hormonales te ayuda a balancear y usar estas hormonas.[57] [58]

Los críticos del Protocolo de Wiley a menudo usan el argumento de que se está recetando demasiado estrógeno. Estas personas actúan motivadas por el miedo, por la falsa suposición de que todas las TRH causan cáncer. Muchos todavía creen que todas las formas de estrógeno causan cáncer, y que entre más tomes y por cuanto más tiempo, más probabilidades tendrás de contraer cáncer. La realidad es que si no tomas suficiente estrógeno, no tendrás un periodo mensual ni sus beneficios para la salud, incluyendo la prevención del cáncer.

La TRHB cíclica previene el cáncer. El día 21 de la TRHB, la progesterona entra en las células de todo el cuerpo que han sido preparadas para recibirla por el alza de estrógeno . La progesterona aumenta a su nivel máximo el día 21 y previene el cáncer.[59] [60] [61] [62] El alza de la progesterona conduce a la muerte de células del cerebro, senos, útero y de todo el cuerpo a medida que el cuerpo se renueva a sí mismo. Las células viejas e indeseadas que podrían haber causado cáncer se transportan fuera del cuerpo junto con el flujo menstrual.

En el reemplazo hormonal continuo no se da suficiente estrógeno para abrir las células a la progesterona.[63] Al no estar lo suficientemente abiertas para que la progesterona haga su trabajo, las células viejas e indeseadas no se pueden transportar. Si estas células no se pueden eliminar, están bajo la influencia continua a proliferar y pueden volverse cancerosas. La progesterona limpia y sana especialmente los conductos de leche de los senos. El efecto depurador de la progesterona protege los senos y otros tejidos contra el cáncer.

Tu periodo es tu seguro para no contraer cáncer. Un flujo mensual regular es una gran alternativa a contraer todas las enfermedades propias del envejecimiento ocasionadas por hormonas inadecuadas.

El flujo menstrual es sólo un inconveniente menor comparado con lo que podría ocurrir si no decides reemplazar adecuadamente tus hormonas de forma rítmica.

Celebro con un "¡Viva!" desde el baño el primer día de cada periodo. ¿Perversa? ¡No! Estoy agradecida por la ausencia de enfermedades que me proporciona esta limpieza mensual.

El Protocolo de Wiley te puede ayudar a sanar. Si tienes alguno de los riesgos de cáncer enumerados a continuación, la THRB cíclica (el Protocolo de Wiley) puede ayudarte a sanar tu cuerpo para que no contraigas cáncer del seno.

Eres más propensa al cáncer del seno si:

- **Nunca lactaste.[64]**
- **Nunca estuviste embarazada.**
- **Estuviste embarazada tarde en tu vida.**
- **Usaste hormonas femeninas sintéticas (pastillas anticonceptivas, Premarin).[65]**
- **Entraste pronto en la pubertad.**
- **Entraste tarde en la menopausia.**
- **Has tenido una exposición a tóxicos (sustancias químicas como las dioxinas).**
- **Tienes mucho xenoestrógenos en tu cuerpo (plásticos, cosméticos).[66]**

16. CÓMO PREVENIR EL CÁNCER.

EL TRATAMIENTO DEL CÁNCER DEL SENO NO ELIMINARÁ LAS CONDICIONES QUE LO CAUSARON. Extirpar el seno quirúrgicamente, la terapia de radiación con rayos X y la quimioterapia no eliminarán las condiciones que causaron el cáncer del seno en primer lugar. El seno que queda u otros órganos todavía pueden volverse cancerosos. La radiación y la quimioterapia son tratamientos traumáticos que dañan el sistema inmunológico y los tejidos, debilitándote y aumentando el riesgo de cáncer y otras enfermedades.

Para eliminar las condiciones que causan cáncer, es necesario:

- ***Mejorar tu capacidad de metabolizar bien (descomponer y usar) el estrógeno.***

- ***Optimizar las hormonas.***
- ***Y desintoxicar el cuerpo.***

Puedes hacer esto evitando la ingestión de estrógenos equinos y sintéticos, reduciendo tu consumo de xenoestrógenos (plásticos, pesticidas, etc.), desintoxicando el hígado, y purificando el colon. Mejorar tu dieta, mantener un buen peso corporal y ejercitarte con regularidad podría reducir el cáncer de un 30% a un 40% o más.[67]

Los médicos tradicionales siempre insisten en que te hagas una mamografía. Las mamografías traumatizan las células del seno y te exponen a radiación ionizante, y se ha comprobado que ambas son causa de cáncer del seno.[68 69 70]

Las nuevas pruebas de detección de cáncer del seno - mejores y más moderadas – incluyen las imágenes del seno y la termografía. Los autoexámenes del seno son la medida más importante para detectar bultos. Los ultrasonidos de los senos, ovarios, y útero también son importantes.

Sé consciente de los nuevos síntomas diarios (por 2-3 meses) del cáncer de ovario, como distensión abdominal, dolor abdominal, sentirte llena más rápidamente después de comer, y tener que orinar con frecuencia.[71] Acude a tu médico si tienes estos síntomas. Hazte citologías vaginales con regularidad.

¡Hazte un examen de metabolismo del estrógeno!

Los médicos tradicionales no sabrán de lo que estás hablando si mencionas una prueba de metabolismo del estrógeno. Pero hay algunos médicos progresistas que saben que un buen metabolismo del estrógeno es crucial para prevenir el cáncer. Es importante que tanto los hombres como las mujeres se hagan una prueba. La única forma segura de reemplazar el estrógeno deficiente es medir cómo se descompone y se elimina haciéndote una prueba de metabolismo del estrógeno y entonces corregir cualquier problema. Para hacer esto, envías una prueba de la primera orina de la mañana a un laboratorio. El laboratorio Metametrix[72] realiza un perfil de "Estronex" que te dirá cómo estás metabolizando tu estrógeno. Las pruebas de metabolización de estrógeno no están disponibles a través de laboratorios comunitarios o de hospitales. De acuerdo al Dr. Joe Swartz – uno de los autores de este libro y los otros libros de la serie de "Hormonas Bioidénticas" y médico de familia en Boulder, CO – la gran mayoría (más del 90%) de las pruebas de metabolismo del estrógeno que ve son anormales. Él relaciona esto con la toxicidad del xenoestrógenos. Los hombres están a riesgo de contraer cáncer de próstata cuando tienen un metabolismo de estrógeno anormal.

Mejora el metabolismo de estrógeno deficiente.

Reduce el estrés para un buen metabolismo del estrógeno.

El DIM (di-indoli-metano) normaliza el metabolismo del estrógeno sin efectos secundarios.[73] [74] Tomar cantidades adecuadas de diindolimetano (DIM) es el tratamiento más importante para mejorar el metabolismo del estrógeno.[75] [76] [77] Puedes obtenerlo en las tiendas de alimentos naturales.

Evita el cáncer comiendo vegetales crucíferos como bok choy (col china), brócoli, coles de Bruselas, repollo, coliflor, col rizada, kohlrabi, hojas de mostaza, colinabo, y nabos.[78] Los jugos gástricos transforman estos vegetales crucíferos en DIM. Si no tienes suficientes jugos gástricos, supleméntalos con hidrocloruro de betaína. Los DIM han sido probados en humanos y se ha encontrado que son seguros y eficaces para inducir la muerte de las células cervicales cancerosas.[79] Incluso cuando se toman en dosis diez veces superiores a las recomendadas para ayudar al metabolismo del estrógeno, se ha encontrado que el DIM es seguro y no tiene efectos secundarios.

Mejora tu digestión. La salud comienza en el intestino. Hazte una prueba de parásitos y otras enfermedades infecciosas en laboratorios especializados. Si tienes problemas de vesícula, hazte una limpieza de hígado/vesícula (internet) y usa hierbas curativas protectoras. La proliferación excesiva de hongos y bacteria en los intestinos se puede tratar usando probióticos (como lactobacilos), que se pueden encontrar en el refrigerador y en las tiendas de productos naturales. Mejora la digestión con hidrocloruro de betaína y/o enzimas digestivas si son deficientes, y reduce la ingestión de azúcar, comidas altas en carbohidratos y alimentos refinados o procesados.

Come alimentos ricos en ácido glucárico. El calcio D-glucarato (tienda de alimentos naturales) puede mejorar considerablemente el metabolismo del estrógeno. El calcio D-glucarato en ciertos alimentos inhibe el desarrollo del cáncer.[80] Estos alimentos incluyen manzanas, coles de Bruselas, col, brotes de soya, brócoli, naranjas, y lechuga. Se toma fácilmente como suplemento.

Los aceites buenos mejoran el metabolismo del estrógeno.[81] El aceite de pescado o lino son una buena forma de reducir la inflamación.[82]

Mejora la función mitocondrial. Las personas que sufren de fatiga crónica y fibromialgia normalmente padecen de disfunción mitocondrial o pérdida de mitocondrias (centrales de energía de las células). Se encuentran mutaciones mitocondriales en muchos cánceres. Puedes mejorar tu función mitocondrial con vitamina B, aminoácidos, ácido alfa lipoico, acetil L-carnitina, quercetina, resveratrol, y CoQ10 (tienda de alimentos naturales).[83] Es posible que puedas regenerar las mitocondrias con el "Kit de Renovación Mitocondrial"[84] de Xymogen.

17. TESTOSTERONA PARA HOMBRES Y MUJERES.

LA TESTOSTERONA ES LA PRINCIPAL HORMONA SEXUAL MASCULINA. Los hombres tienen de 10 a 40 veces más testosterona que las mujeres.

Los hombres son reacios a hablar sobre la declinación de la libido con sus médicos si sus esposas no les insisten. La testosterona aumenta la libido y es un antidepresivo tanto para los hombres como para las mujeres. Es necesaria para fortalecer los huesos. Aumenta la relación de masa muscular magra y grasa corporal. Aumenta los pensamientos y fantasías sexuales. La testosterona aumenta el deseo de estar solo, la asertividad, la agresión y la confianza en uno mismo. Disminuye cuando se pierde, cuando se es vegetariano, al comer una dieta baja en grasas, y con el estrés. Aumenta cuando se gana, se piensa sobre el sexo o se tienen relaciones sexuales, al comer carne y al hacer ejercicio. La testosterona es más alta por la mañana y más baja por la noche, oscilando durante el día.

Cuando la testosterona es muy alta, los hombres se vuelven irritables y desean que los dejen solos. Los niveles altos pueden estar relacionados con comportamiento psicótico y crímenes violentos. Los niveles fluctúan en ciclos de 15-20 minutos. El ánimo irritable de un hombre puede mejorar de quince a veinte minutos más tarde cuando los niveles de testosterona disminuyen. Los animales con testosterona alta marcarán y defenderán agresivamente su territorio.

La testosterona disminuye con la edad tanto en los hombres como en las mujeres. Los niveles comienzan a disminuir después de los 30 años y disminuyen drásticamente en los hombres después de los 60. El 30% de los hombres entre 60-70 años tienen niveles bajos de testosterona. El 70% de los hombres entre 70-80 años tienen niveles bajos de testosterona. Los hombres mayores de 80 años de los Estados Unidos tienen muy poca testosterona. Entre 4-5 millones de hombres norteamericanos tienen bajos niveles de testosterona. Sólo el 5-10% de ellos recibe terapia de testosterona.

Tanto los hombres como las mujeres se pueden beneficiar de la testosterona suplementaria cuando los niveles son bajos. La testosterona se usa para tratar la carencia de deseo sexual y está aprobada por la FDA para la TRH en combinación con estrógeno para las mujeres menopáusicas y los hombres andropáusicos. El reemplazo de testosterona mejora el estado de ánimo, la capacidad de pensar, la masa muscular, la grasa abdominal, el adelgazamiento de la piel, y la fragilidad (todos ellos signos del envejecimiento). Optimizar los niveles de testosterona resulta en niveles más bajos de colesterol, aumento de la libido y menor riesgo de desarrollar diabetes.[85] Las farmacias que preparan formulaciones pueden hacer una crema usando testosterona con o sin DHEA que se frota en la piel una vez al día.

Los estudios se contradicen en cuanto al riesgo del uso de testosterona en mujeres y el cáncer del seno.[86] [87] [88] [89] Es aconsejable tener precaución hasta que confirmemos de su seguridad.

El agotamiento de las suprarrenales puede conducir a niveles bajos de testosterona en las mujeres. Las mujeres con niveles bajos de testosterona podrían beneficiarse de la reposición de testosterona. Aumenta la masa muscular, la fortaleza, y aumenta la densidad mineral de los huesos.[90]

Añadir testosterona puede ayudar, pero puede empeorar los problemas si hay dominancia de estrógeno. La grasa convierte la testosterona en estrógeno, especialmente la grasa abdominal. Por lo tanto, la suplementación de testosterona puede elevar los niveles de estrógeno. Esto disminuirá los efectos de la testosterona. Los médicos pueden confundir la dominancia de estrógeno con niveles bajos de testosterona. Es importante medir los niveles de estrógeno y testosterona al suplementar con testosterona.

No tomes demasiada testosterona o te sentirás muy bien por un mes y después te desplomarás. Cuando se toman cantidades demasiado altas de testosterona, las células se vuelven resistentes a recibir más testosterona y entonces se negarán del todo a recibirla. Tomarse descansos de la testosterona permite que las células absorban mejor la testosterona cuando la vuelvas a tomar.

La maca es una hierba que se usa para aumentar los niveles de testosterona. Los efectos de este "ginseng" peruano pueden ser bastante dramáticos.

Exceso de DHT. La DHT es una forma de testosterona que produce características masculinas secundarias como voz grave, vello facial, y caída del cabello. Los altos niveles de DHT están asociados con el agrandamiento de la próstata y pueden ocasionar hiperplasia prostática benigna (HPB) y cáncer de la próstata.

Algo de DHT es bueno porque se deshace de las células indeseadas y cancerosas, muy parecido a lo que la progesterona hace en las mujeres. Pero en exceso, esta hormona puede ocasionar cabello ralo, acné, crecimiento de vello facial y voz más grave. El exceso de DHT daña los folículos pilosos sanos, ocasionando calvicie tanto en los hombres como en las mujeres. La calvicie afecta más a los hombres que a las mujeres porque los hombres tienen más testosterona que puede convertirse en DHT.

La testosterona se convierte en DHT. Por eso debes tener cuidado de no tomar demasiada testosterona, ya que no quieres producir demasiada DHT.

Protégete contra las enfermedades de la próstata y el exceso de DHT usando estas hierbas: ortiga, palma enana americana (saw palmetto), Pygeum africanum, y extracto de té verde. Las semillas de calabaza son excelentes. Otros suplementos útiles son: Pycnogenol, ácidos grasos omega-3, L-lisina, selenio, vitamina E, minerales (zinc), antioxidantes, extracto de semilla de uva, y ácido gama-linolénico (AGL).

18. CÓMO LIDIAR CON LA ANDROPAUSIA.

LA ANDROPAUSIA OCURRE CUANDO LOS NIVELES DE TESOSTERONA DE UN HOMBRE DISMINUYEN.

A los hombres no les gusta pensar sobre perder su virilidad, y normalmente buscarán tratamiento sólo ante la insistencia de sus esposas. La andropausia llega más lentamente que la menopausia femenina, pero las consecuencias a largo plazo son igual de mortales. La testosterona declina a partir de los 30, y disminuye severamente con la edad.

Síntomas de la andropausia no tratada:

- **Los hombres no tienen tanta energía.**
- **No pueden pensar con la misma claridad.**
- **Los músculos se debilitan.**
- **Las articulaciones duelen.**
- **Se deprimen y su humor es cambiante.**
- **Pierden el deseo y la función sexual.**
- **A menudo engordan**, especialmente en el área de la cintura. Las enzimas en esta grasa convierten su testosterona en estrógeno.
- **Disminución de testosterona.** La mitad de los hombres saludables entre los 50-70 años de edad tendrán niveles de testosterona inferiores al nivel más bajo que se ve en los hombres saludables entre 20-40 años de edad. [91] [92]
- **Muerte.**[93] En la andropausia se produce un envejecimiento mayor del corazón y el cerebro. Se producen más ataques al corazón y derrames cerebrales. Irónicamente, los hombres se resisten a la terapia de reposición de testosterona por miedo de desarrollar cáncer. Pero en realidad, la testosterona los protege contra el cáncer.[94] Los niveles óptimos de testosterona no están asociados con un aumento en el cáncer de próstata.[95] [96]
- **Disminución de la hormona del crecimiento.** La disminución de la HC ocasiona una disminución de la masa y densidad ósea, disminución de la masa muscular, y un aumento de la grasa de hasta un 40%. También causa una reducción de los riñones, estómago, intestino delgado, hígado y bazo, y una resistencia inmunológica menor.[97]
- **La disminución de producción de DHEA** acentúa los efectos de la deficiencia de testosterona. Su pérdida aumenta el peso, la depresión, y disminuye el deseo sexual.
- **La memoria y la inteligencia disminuyen.** La demencia y el Alzheimer aumentan.
- **La ansiedad por el desempeño** se produce cuando el hombre se vuelve ansioso por su desempeño en el acto sexual. Además de la pérdida de testosterona, también podría tener un estrechamiento de las arterias del pene ocasionado por la arterioesclerosis y la disfunción eréctil causadas por los medicamentos para la presión arterial o para el corazón, y el alcohol y/o los cigarrillos. Esto restringe el flujo de sangre a su pene. Puede que su esposa menopáusica sea una persona difícil, irritable y que no tenga interés en el sexo. El miedo a no poder desempeñarse sexualmente puede ser una predicción que se cumple, causando que se evite el sexo y se pierda la autoestima, ocasionando un nivel bajo de testosterona.
- **Comportamiento dirigido a elevar los niveles de testosterona.** La andropausia viene acompañada por problemas como la ansiedad por el desempeño, desavenencias maritales, insatisfacción con el trabajo, y la

autopercepción de pérdida de importancia, especialmente si su mujer gana más dinero. Los niveles de testosterona bajan aún más cuando se siente inútil. Puede tratar de elevar los niveles de testosterona mejorando su estatus. Su automóvil es un símbolo de su éxito en el mundo. Puede que compre una SUV cara, un convertible rojo, o una Harley. Teñirse las canas podría ayudarlo a verse más joven. Los implantes de cabello o un tupé podrán darle la ilusión de juventud. Una relación sentimental con una mujer más joven probaría que no ha perdido su virilidad. Puede que entable peleas con su familia y compañeros de trabajo. Puede que se mude a otro sitio con la esperanza de que la testosterona regrese a sus niveles normales cuando esté solo. Todos estos comportamientos son un intento efímero de elevar los niveles de testosterona. Nada de lo que haga funcionará a largo plazo, excepto la TRHB.

- **Comportamiento autodestructivo.** Los hombres con deficiencia de testosterona sienten que han perdido la batalla contra los hombres más jóvenes y poderosos. El peor caso acaba en suicidio. Estos hombres buscan cualquier victoria pequeña que les ayude a subir su testosterona. Si no tienen éxito, se vuelven autodestructivos, quizás empiezan a fumar si todavía no son fumadores, beben más alcohol, o toman drogas para aliviar el dolor.

- **Otros problemas sexuales.** La erección tarda más en lograrse. Las erecciones no ocurren con fantasías o imágenes visuales, sino que requieren estimulación mecánica. Ya no tienen tantas erecciones en la mañana. Las erecciones no son igual de firmes. La necesidad de tener un orgasmo disminuye o desaparece. El tiempo de recuperación entre los orgasmos dura más. La fuerza de la eyaculación es menor. El deseo y la frecuencia de la masturbación disminuyen. Los testículos se reducen y no se abultan tanto cuando el hombre se excita sexualmente.

- Aparecen **cambios visuales**, como arrugas, pérdida de masa muscular y pérdida de estatura debido a la pérdida de masa ósea y a la debilitación del tejido conectivo.

- **Viejo gruñón.** El ánimo se deteriora.

- **Cambio en el ratio de estrógeno/testosterona.** A medida que la testosterona baja, gran parte de lo que queda se convierte en estrógeno. Este cambio a más estrógeno y menos testosterona puede causar que el hombre se vuelva menos dominante y más receptivo en su relación.

- **Disfunción eréctil** (D.E.) es la incapacidad de conseguir y mantener una erección suficiente para la relación sexual. Afecta al 75% de los hombres norteamericanos mayores de 75 años. La disfunción eréctil a menudo está asociada con una pobre salud cardiovascular. Viagra y los medicamentos relacionados con la oxitocina son tratamientos eficaces para la D.E.

Si estás experimentando alguno de estos cambios, consúltalo con tu médico. Es posible que te pueda ayudar. Te ayudará a evaluar tu estilo de vida y medicamentos, tratar la depresión, y entonces considerará si debes empezar la terapia de reposición de testosterona (TRT). Las causas de niveles bajos de hormonas masculinas pueden ser determinadas y discutidas con tu médico.

Lo primero es hablar sobre tu estilo de vida. Si fumas y/o bebes y/o tienes sobrepeso, date cuenta de que estás poniendo tu vida en peligro. Haz ejercicios, consulta a un médico en antienvejecimiento y come alimentos sanos.

Las enfermedades cardiovasculares son la causa mayor de disfunción sexual. Entérate si las medicinas que estás tomando están afectando tu desempeño sexual y comienza un programa de rehabilitación cardíaca.

La depresión puede disfrazarse como ira crónica, irritabilidad y hostilidad. La pérdida del empleo, degradación y cercanía del retiro pueden ser deprimentes. Busca terapia de ser necesario. Si debes tomar antidepresivos, hazlo después de que la TRHB sea óptima, y entérate si los antidepresivos afectarán tu desempeño sexual. Primero busca alternativas naturales. Infórmate y trátate tú mismo de ser necesario.

Toma la cantidad correcta de testosterona. Cuando la testosterona se da a hombres con grasa abdominal, su grasa abdominal puede aumentar, porque las enzimas de la grasa convierten la testosterona en estrógeno. A veces se da anastrazol (Arimidex) para detener la formación de estrógeno. El calcio D-glucarato ayuda mucho.

Los senos agrandados y la grasa abdominal son el resultado de demasiado estrógeno. A medida que los hombres tienen más dominancia de estrógeno (en relación con la testosterona) por el consumo de xenoestrógenos, la producción de estrógeno de la grasa corporal y la pérdida de testosterona ocasionada por el envejecimiento, desarrollarán aumento del pecho. La dominancia de estrógeno también puede causar inflamación de la próstata e hinchazón. Los cambios en el estilo de vida podrán ser suficientes para corregir el problema.[98] Si los niveles de testosterona siguen siendo bajos después de mejorar el estilo de vida, empieza la terapia de reposición de testosterona. Hazte un examen de metabolismo del estrógeno. Mejora el metabolismo deficiente del estrógeno.[99]

La reposición de testosterona para los hombres es segura y sumamente beneficiosa.

- **La testosterona mejora la función cardíaca.[100]**
- **La testosterona disminuye la inflamación y disminuye el colesterol total.[101] [102] [103]**
- **Mejora los síntomas de la enfermedad de las arterias coronarias.[104] [105]**
- **Normaliza la presión arterial. [106]**
- **Mejora la glucosa y la composición corporal al disminuir la grasa abdominal.[107]**
- **Mejora el estado de ánimo. La testosterona funciona incluso cuando los fármacos no funcionan. [108]**
- **Mejora la composición del cuerpo--más músculo, menos grasa.[109]**
- **Revierte la osteoporosis. Puede mejorar la osteoartritis y la artritis reumatoide.**
- **No causa cáncer de la próstata.[110] [111] [112] [113]**
- **No perjudica a la próstata.[114] (El aumento de *estrógeno* puede producir síntomas prostáticos).**
- **Mejora el flujo sanguíneo al cerebro.[115]**
- **Puede prevenir el Alzheimer.[116]**
- **Restaura el deseo sexual, los orgasmos, las erecciones nocturnas y la libido.[117]**
- **Los pacientes con Alzheimer mejoran con la testosterona.[118]**
- **Mejora la función cognitiva. [119] [120]**
- **Aumenta la secreción de la HC en un 10-20%.[121]**
- **Mejora y puede resolver la disfunción eréctil.[122] [123]**
- **Mejora la resistencia, la función de bombeo del corazón y la función sexual.**

Próstata. Todo hombre que viva una vida lo suficientemente larga, desarrollará cáncer prostático benigno o maligno (usualmente microscópico). Hay una incidencia del 92% a los 92 años. Los activadores del cáncer microscópico son un metabolismo deficiente del estrógeno, un aumento de los niveles de insulina, y todas las deficiencias inmunológicas.

Suplementos que previenen el cáncer de próstata.

- **Vitamina E. [124]**
- **Selenio.**
- **Dietas de soya.**
- **Palma enana americana (saw palmetto).**
- **Pygeum africanum.**

- **Semillas de calabaza.**
- **Ortiga.**
- **Omega-3.**
- **Antioxidantes.**
- **Minerales (zinc).**
- **Beta-sitosterol.**
- **DIM.**
- **Sabal (homeopático).**

Para mejorar la disfunción eréctil (D.E.):

Los suplementos se deben usar con regularidad, y debes descontinuar los fármacos que aumentan la D.E. (beta bloqueadores), los fármacos que aumentan la prolactina, ISRS, y el uso crónico de antihistamínicos. El sexo saludable es importante para la prevención de la disfunción eréctil.

- **Oxitocina.**[125]
- **L-arginina.**
- **Gingko.**
- **Tribulus.**
- **Maca.**
- **Ginseng.**
- **Muira puama.**
- **Niacina.**
- **Viagra (como último recurso, ya que es un fármaco tóxico).**

Veamos lo siguiente que debemos hacer para balancear nuestras hormonas.

19. ELIMINAR LAS TOXINAS, BALANCEAR LAS HORMONAS.

LOS XENOESTRÓGENOS SON TOXINAS MEDIOAMBIENTALES QUE ACTÚAN COMO EL ESTROGENO.

Son una de las razones principales de la epidemia de problemas hormonales. Debemos estar en guardia constantemente para mantenerlos fuera y eliminarlos de nuestro cuerpo.[126] Interrumpen las acciones de los estrógenos formados en nuestro cuerpo. Estas toxinas incluyen pesticidas, hormonas sintéticas en el alimento de los animales, sustancias petroquímicas, solventes, plásticos, y cosméticos.

Son los factores principales del aumento en cáncer del seno,[127] y disminuyen el contaje de esperma.[128] Son mucho más potentes que el estrógeno que produce el cuerpo, contribuyendo al exceso de estrógeno tanto en los hombres como en las mujeres. El cuerpo no se puede deshacer de ellos con facilidad. Pueden dañar el ADN y causar cáncer del seno, de los ovarios,[129] testicular y de la próstata.[130] [131]

Causan mutaciones genéticas que se transmiten de generación en generación.[132] Los hombres se vuelven feminizados. Beber agua de botellas plásticas es una de las fuentes principales.[133] Cinco mil millones de libras de pesticidas, herbicidas y otros biocidas se agregan cada año al suelo, agua y aire de nuestro planeta. Nadie puede evitar ser intoxicado por ellos.

La toxicidad evitará que cualquier otra estrategia funcione. Las toxinas frenan tu capacidad de sanar y perder peso.[134]

Primero, deja de poner toxinas externas en tu cuerpo de cualquier forma que te sea posible. Si no las pones, no tienes que preocuparte de sacarlas. Deja de usar estimulantes tóxicos como cafeína, tabaco, refrescos de soda, pastillas de dieta, y alcohol. Además, deja de usar productos farmacéuticos innecesarios y hormonas sintéticas. Deja de comer alimentos enlatados, refinados, y procesados. Lee las etiquetas y evita comprar nada que tenga nitritos,[135] aceites hidrogenados,[136] grasas trans,[137] y conservantes.

Cuando compres carne, pescado y aves, cómpralos lo más fresco posible. Si no dice que fueron criados sin antibióticos y/o hormonas, no los compres si puedes encontrar alternativas sin antibióticos u hormonas. Debes evitar estrictamente las aves de corral criadas en jaulas y el pescado criado en granjas, porque han sido criados en ambientes extremadamente tóxicos,[138] se les han administrado fármacos, y han sido alimentados con comida no natural.[139] [140]

El fluoruro se encuentra en nuestra agua potable y en algunas pastas de dientes. Es un veneno.[141] Filtra tu agua y usa pasta de dientes natural sin fluoruro. Evita las piscinas cloradas y bromadas. Puedes desintoxicarte con yodo, sal del mar Céltico, y sal rosada del Himalaya. Bebe mucha agua purificada.

Una toxicidad que a menudo se pasa por alto es la radiación electromagnética (REM). La REM puede causar insomnio, aumento de peso, y fatiga en general. También está asociada con el cáncer.[142] De ser posible, no vivas cerca de líneas eléctricas de alto voltaje en grandes torres de acero. Estas enormes líneas eléctricas son muy perjudiciales para la salud. Conecta cualquier dispositivo eléctrico que tengas en el dormitorio a enchufes múltiples y apágalos antes de irte a dormir. No duermas con tu cabeza cerca de ninguna toma de corriente. Mantén tu celular lejos de tu cama.

Segundo, limpia tu intestino grueso. El cuerpo utiliza el intestino grueso como órgano principal de limpieza y desintoxicación. Ayúdalo comiendo mucha fibra natural, tomando fibra suplementaria (psilio, pectina y/u otras fibras naturales) y bentonita. Ten cuidado. Si las enfermedades están muy avanzadas, la fibra puede ser muy irritante. La fibra es un componente estructural de muchas plantas. Aumentar la ingesta de fibra tiene muchos beneficios para la salud.[143] [144] La fibra ayuda a eliminar el exceso de estrógeno del cuerpo, tanto en los hombres como en las mujeres, reduciendo el riesgo de cáncer.[145]

Los colónicos y las enemas son una buena forma de desintoxicación,[146] e incluso eliminan los metales pesados. Los colónicos y las enemas disminuyen el tiempo que las heces permanecen en el colon. Esto le da a tu cuerpo menos tiempo para absorber los compuestos tóxicos asentados ahí.

Tercero, desintoxícate a través de la piel. Usa una sauna para eliminar a través del sudor las toxinas almacenadas en la grasa.[147] [148] Una sauna portátil plegable de rayos infrarrojos lejanos (RIL) es una forma cómoda de desintoxicarse, ya que tu cabeza sobresale por la parte de arriba. Como tu cabeza se mantiene fresca, puedes tolerar suficiente calor en el resto del cuerpo para mantener una buena sudoración. Las aperturas para tus brazos te permiten leer o escribir en un teclado mientras estás sentado en la sauna varias horas cada día.

Cuarto, limpia y apoya el hígado. Las enemas de café se establecieron en medicina cuando el Dr. Max Gerson comenzó a usarlas para tratar pacientes de cáncer en los años 30.[149]

Lam et al ofrecieron respaldo científico al mostrar que las sustancias en el café desintoxican los carcinógenos al neutralizar los radicales libres implicados en iniciar el cáncer.[150] Tomar chlorella media hora antes de la enema de café ayudará a que las sustancias tóxicas en la bilis se unan para poder eliminarlas.[151] [152] [153]

Elimina el mercurio y otros metales pesados. Para muchas personas, la carga tóxica mayor es el envenenamiento por mercurio. Deja de comer alimentos que contengan mercurio, como el atún y otros peces grandes. Elimina los empastes de mercurio (amalgamas). Otra toxicidad común por metales pesados incluye el arsénico y el aluminio, que han sido relacionados con el Alzheimer.[154] Si tienes envenenamiento por metales pesados, identificado por pruebas de quelantes en la orina para detectar metales pesados, deberás someterte a tratamientos de quelación hasta que los niveles se reduzcan lo suficiente.

20. DISMINUYE EL ESTRÉS PARA EQUILIBRAR LAS HORMONAS.

EL ESTRÉS[155] CAUSA ESTRAGOS AL EQUILIBRIO HORMONAL TANTO DE LOS HOMBRES COMO DE LAS MUJERES.

Es importante minimizar el estrés.

El estrés mental incluye presiones económicas, exceso de información, apremio de tiempo, y la presión de hacer varias tareas al mismo tiempo.

El estrés emocional surge de la descomposición de la unidad familiar, dificultades de relación, presión por el desempeño, trabajos aburridos, y eventos traumáticos que ocasionaron trastornos de estrés postraumático.

El estrés físico puede producirse por ejercitarse demasiado, pero se produce con más frecuencia por ejercitarse demasiado poco. Una dieta deficiente y la toxicidad se suman al estrés físico.

Muchas personas padecen agotamiento de las suprarrenales.[156]

Las glándulas suprarrenales son unas glándulas pequeñas que se encuentran sobre los riñones. La función principal de las suprarrenales es lidiar con el estrés. Las personas cuyas suprarrenales están agotadas a menudo trabajan de 60-80 horas a la semana. Están cansadas pero no se toman tiempo para descansar. Siguen trabajando duro hasta que el estrés continuo agota sus órganos.

Muchas personas se sienten cansadas y agobiadas. Se sienten exhaustas y tensas. No pueden descansar porque tienen que pagar la hipoteca. Estas personas a menudo llegan a la consulta del médico nerviosas, con problemas hormonales, con la libido baja, y con poca fuerza y tono muscular. Puede que tengan pérdida de memoria, una función inmunológica deficiente, y mal humor. A menudo tienen fatiga, ansiedad, y antojos de comida.

Cuando el estrés es prolongado, puede ocasionar fatiga de las suprarrenales y finalmente agotamiento de las suprarrenales, ninguna de los cuales está reconocida por los médicos tradicionales como condiciones médicas tratables. A medida que las suprarrenales se agotan, no pueden soportar las actividades normales de la vida.

El estrés te hace engordar.[157] El estrés constante hace que el cuerpo se reaprovisione cuando no lo necesita. El estrés descompone el cuerpo. Esto consume los componentes básicos del cuerpo y crea grasa abdominal al estimular el apetito.[158]

El estrés puede enfermarte y matarte.[159] El estrés es responsable del aumento de peso (especialmente grasa abdominal), el desequilibrio de los niveles de azúcar en la sangre, el adelgazamiento de la piel, la pérdida muscular, y el envejecimiento.

El estrés devora la DHEA.

La DHEA perderá su función de fabricar hormonas sexuales para lidiar con el estrés tanto de los hombres como de las mujeres. Cuando estás bajo estrés crónico, descompones más de lo que construyes. Estás acelerando el proceso de envejecimiento.

Si tienes baja DHEA, supleméntala. Cuando no tenemos suficiente DHEA, nos enfermamos con más facilidad y tampoco podemos lidiar con el estrés. Es importante mantener los niveles elevados porque las hormonas se forman a partir de él. La DHEA mejora la calidad de vida y la longevidad. Cuando se optimiza la DHEA, fomenta una sensación de bienestar. A medida que se agota, los antojos por los carbohidratos aumentan, lo que conduce a más aumento de peso.

Toma sulfuro para almacenar la DHEA. La MSM será la solución. Si las personas tienen deficiencia de DHEA, el vello de las piernas deja de crecer. El vello de las piernas puede estar totalmente ausente o no hay vello a partir de los tobillos, como si el roce de las medias lo hubiera eliminado. Si no tienes vello en las piernas, hazte un examen de DHA y de la función de las suprarrenales. La DHEA se pueden tomar oralmente en suplementos, pero la forma más efectiva es aplicarte una crema recetada por tu médico. Esta crema también puede contener testosterona si tus niveles están bajos.

- **La DHEA aumenta el deseo sexual,** más en las mujeres que en los hombres. La DHEA reduce el colesterol y estimula el crecimiento de los huesos .
- **La DHEA produce pérdida de peso** al calentar tu cuerpo, haciendo que quemes más energía. Se concentra en la pérdida de grasa en el área abdominal.
- **La DHEA forma colágeno.** Tener suficientes reservas de DHEA reduce tus arrugas y la posibilidad de necesitar cirugía ortopédica cuando envejezcas. Para probar tu colágeno, pellizca el dorso de tu mano para ver cuánto tarda la piel en volver a su posición inicial. Si se demora, examínate la DHEA y reconstruye el colágeno.[160]
- **La DHEA conserva a las personas sexualmente atractivas,** mejora la calidad de vida y reduce la mortalidad de todo tipo de causas. Protege contra el cáncer del seno y otros cánceres. Mejora la cognición y protege el sistema inmunológico. La DHEA construye tejido. Estimula el sistema inmunológico y mantiene la elasticidad y reparación de tejido.
- **La DHEA mejora la memoria.** La DHEA también actúa como un antidepresivo.
- **La DHEA reduce las enfermedades del corazón y protege contra los cambios de la mediana edad.** Se usa en el tratamiento del envejecimiento, menopausia, andropausia, deficiencias inmunológicas, cáncer del seno, SIDA, y osteoporosis.

El estrés devora la pregnenolona.

También puede "robar" la pregnelolona para lidiar con el estrés tanto en los hombres como en las mujeres. La pregnenolona se forma a partir del colesterol. La pregnenolona se usa para formar DHEA, progesterona, y otras hormonas sexuales. El estrés se "roba" la pregnenolona y ocasiona obesidad, hipotiroidismo, inflamación, hipertensión, y problemas de la vesícula.

Usa suplementos de pregnenolona si tienes niveles bajos. La pregnenolona es un potente estimulante de la memoria. Mejora la fatiga mental y ayuda a enfocarse y concentrarse. Afecta el estado de ánimo. Las grasas trans la inhiben. Puede producir aumento de peso cuando sus niveles son bajos.

Ingiere mucho colesterol para fabricar hormonas sexuales adecuadas. No creas el sensacionalismo de los medios de comunicación. Los fármacos que bajan el colesterol ocasionan muchos problemas de salud. Debes comer muchos alimentos que contengan colesterol para asegurar una producción adecuada de pregnenolona. Estos alimentos incluyen mantequilla, mariscos, huevos, y carne.

No te prives de estos alimentos importantes que contienen colesterol. Consume colesterol para que puedas fabricar las hormonas que necesitas para estar saludable. Hazlo todo en moderación.

Debes reformular el estrés y sanar. Todo depende de tu actitud. Al reconocer que has hecho muchas cosas con éxito y que puedes aprovechar esos éxitos, te podrás dar cuenta de que puedes lidiar con cualquier nuevo estrés con éxito.

Los seres humanos ensayan y reviven los eventos traumáticos. Este revivir causa las mismas reacciones como si realmente estuviera ocurriendo de nuevo. Lo revivimos en nuestra mente y en nuestro cuerpo.

La próxima vez que te encuentres reviviendo un evento traumático, completa la historia, pero esta vez, imagínate que sales victorioso. Golpea tu almohada, grita, chilla, pelea, huye, o haz lo que sea necesario para terminar la reacción incompleta de luchar o huir.

No te quedes estancado donde estás ahora, un lugar en el que no quieres estar, incapaz de luchar o huir, estancado o "congelado" en una época que pasó hace tiempo. Libérate de las reacciones traumáticas que te paralizan si quieres seguir adelante con tu vida.

Los terapistas que ayudan a que las personas superen los trastornos de estrés incluyen aquéllos que usan la "Experiencia Somática" (ES) de Peter Levine[161] la "Liberación Somático-Emocional (LSE)" de John Upledger,[162] "Desensibilización y Reprocesamiento por Movimientos Oculares" " (EMDR),[163] y "La recuperación chamánica del alma" como enseña Gwilda Wiyaka en su entrenamiento como practicante de chamanismo "Camino al hogar".[164]

Reprioriza tu vida tanto como puedas para no estar sujeto a tanto estrés. Ésta es una de las cosas más importantes que puedes hacer para equilibrar tus hormonas.

21. ¿Y QUÉ PASA CON EL DINERO, CARIÑO?

ANTES DE COMENZAR CON LA TRHB, TENÍA CUENTAS MÉDICAS IMPORTANTES QUE PAGAR Y NO TENÍA SEGURO MÉDICO.

El funcionamiento defectuoso de mi corazón costó $2000. Me dieron bloqueadores beta que odiaba y arrojaba a la basura. Sólo debía tomarlo con calma hasta mejorar. El cardiólogo nunca mencionó el déficit hormonal responsable del problema cardíaco.

La cirugía para el cáncer de la piel me costó $4000. El dermatólogo nunca mencionó el déficit hormonal que permitió que el cáncer se desarrollara.

La cirugía de cataratas me costó $7000. El cirujano ocular nunca mencionó el déficit hormonal que permitió que esta catarata se desarrollara.

El problema de tiroides me costó unos $600 al año. Nadie mencionó nunca que el déficit de hormonas suprarrenales y sexuales permitió que mi tiroides no funcionara.

El agotamiento suprarrenal me costó mi sustento de vida y mi alegría de estar activa. Nadie mencionó nunca el déficit hormonal o un estilo de vida malo (ejercitándome demasiado o comiendo demasiado poco) que permitió que el agotamiento de las suprarrenales se desarrollara.

La TRHB me cuesta $85 al mes y unos $300 al año en facturas médicas.

Considero que estas hormonas bioidénticas son un estilo de vida bueno, y que las vitaminas y suplementos que tomo (unos $2000 al año) SON mi seguro. Me estoy asegurando contra todas las enfermedades que padecería si no estuviera tomando hormonas y suplementos.

Pagar por seguro médico, sólo para mí, me costaría unos $10,000 al año. Y no cubriría mucho de todas formas. Tienes que discutir una y otra vez con estas personas del seguro médico para que te paguen cualquier factura, y siempre tienen una excusa para no pagar.

Si tienes alguna enfermedad crónica, puede que necesites seguro médico para cubrir tus gastos. Pero date cuenta de que las hormonas bioidénticas pueden ayudarte a sanar tus enfermedades crónicas.

Puedes tratar de persuadir a tu compañía de seguros para que paguen por la TRHB. A fin de cuentas, pagan por hormonas artificiales como las pastillas anticonceptivas, Premarin, Prempro, y Viagra. Pero incluso si tu seguro no paga la TRHB, debes darte cuenta de que el pequeño costo que te supone vale la pena comparado con los beneficios futuros que obtendrás al evitar enfermedades.

22. CÓMO ESCOGER AL MÉDICO CORRECTO.

LA MAYORÍA DE LOS MÉDICOS TRATAN LA MENOPAUSIA CON FÁRMACOS. Los médicos tradicionales tratan los síntomas de la menopausia con antidepresivos para la depresión, medicamentos para la tiroides si los análisis de sangre revelan hipotiroidismo, y Premarin además de o sin Provera para terapia de reposición hormonal por un período de tiempo limitado.

Aunque Premarin y Provera han demostrado ser peligrosos,[165] [166] [167] [168] son el nivel de atención, porque eso es lo que los colegas médicos están recetando y lo que se ha venido usando por años. Los médicos tradicionales (la mayoría de los médicos primarios, endocrinólogos, internistas, etc.) diagnosticarán y tratarán sólo los desequilibrios hormonales extremos.

El nivel de atención está cambiando poco a poco a las hormonas bioidénticas en función del número de médicos que reconocen los riesgos de fármacos como Premarin y Provera y la seguridad y eficacia de las hormonas bioidénticas. Ahora los médicos de vanguardia están recetando hormonas bioidénticas. Los médicos de antienvejecimiento y los de medicina alterna tratan la disfunción hormonal leve, moderada y severa previniendo el deterioro de los desequilibrios hormonales extremos.

Si no puedes encontrar un médico en el área en que vives que esté dispuesto a tratarte con hormonas bioidénticas para tus deficiencias y desequilibrios hormonales – ya sean leves, moderadas o severas – busca un médico asociado a la Asociación Americana de Medicina de Antienvejecimiento (A4M)[169] o el Colegio Americano para el Avance en la Medicina (ACAM, en inglés).[170]

Estos médicos de antienvejecimiento y medicina funcional practican medicina de vanguardia, la medicina que los médicos conservadores estarán practicando de aquí a cuarenta años. Estos médicos podrán ordenar los exámenes que necesitas.

Cuando busques un médico, busca una persona atenta y de buen corazón. Evita los médicos cuya única preocupación es maximizar las ganancias para su Organización de Mantenimiento de la Salud. Deja a un lado a los avariciosos, aquéllos que maximizan las ganancias para su propio beneficio.

Cuídate de aquéllos que se sientan superiores a ti, "el paciente", o aquellos que simplemente son vagos o incompetentes. Tu objetivo es encontrar un médico cuya motivación provenga del corazón, que trabaje duro para servirte, que te trate como un individuo único, y que te acompañe en tu búsqueda de salud.

23. LO QUE DEBES HACER AHORA.

DEBES ACOSTARTE TEMPRANO. No te servirá de mucho reponer tus hormonas a menos que además mejores tu estilo de vida. Acuéstate no más tarde de las 9:00. Tomar melatonina de liberación gradual[171] antes de acostarte es muy buena idea. Mantén tu dormitorio completamente a oscuras. Tu cerebro fabrica melatonina en la oscuridad. Las horas desde las 9 pm hasta la medianoche son extremadamente importantes para que duermas si quieres que tus hormonas se equilibren. Si no tienes este ciclo de sueño-vigilia programado para irte a dormir al anochecer, tus hormonas estarán desequilibradas.[172]

Mantén un consumo bajo de carbohidratos. Consumir demasiados carbohidratos y alimentos que eleven rápidamente tus niveles de azúcar en la sangre (azúcar, harina blanca, y alimentos blancos en general) produce resistencia a la insulina. Entonces tus células no podrán usar el estrógeno que estás tomando. Consume sólo porciones pequeñas de carbohidratos atemperados con mucha proteína y grasas buenas.[173] Elimina por completo de tu dieta el azúcar y los alimentos procesados.

No tengas miedo. Hemos visto que las hormonas fabricadas por las compañías farmacéuticas son malas. Dañan el cuerpo. Son un pobre sustituto de las hormonas bioidénticas verdaderas fabricadas por farmacias especializadas en formulaciones.

También hemos aprendido que la TRHB para las mujeres es mejor cuando se usa por vía transdérmica en un horario de dosificación rítmico que imita las cantidades mensuales de hormonas y las alzas de las mujeres jóvenes saludables. Ésta es la forma de evitar los estragos de la edad avanzada. Cuando los niveles de testosterona de los hombres disminuyen con la edad, la reposición de hormonas es segura y beneficiosa, protegiéndolos de las enfermedades comunes de los hombres envejecientes.

En vez de temer al uso de hormonas bioidénticas, sería más sensato temer las consecuencias de la falta de hormonas a medida que envejecemos. La TRHB puede ayudarnos a envejecer sin dolencias. Personalmente estoy muy agradecida a este regalo de la TRHB y espero que este libro encuentre el camino a las manos de aquéllos que puedan aceptar y usar esta información.

Para conocer más sobre la serie de libros "Las hormonas bioidénticas", obtener descuentos en los libros impresos y conocer más sobre tus hormonas y tu salud, visita: DrHormone.org

Si esta información te pareció valiosa, por favor ayuda a otros a encontrar este libro escribiendo una reseña en Amazon. Gracias por leer y escuchar.

---

1 Moskowitz D. A comprehensive review of the safety and efficacy of bioidentical hormones for the management of menopause and related health risks. *Altern Med Rev. 2006 Sep;11(3):208-23.*

2 Wood CE, Register TC, Lees CJ, Chen H, Kimrey S, Cline JM. Effects of estradiol with micronized progesterone or medroxyprogesterone acetate on risk markers for breast cancer in postmenopausal monkeys. *Breast Cancer Res Treat. 2007 Jan;101(2):125-34.*

[3] Hargrove JT, Maxson WS, Wentz AC, Burnett LS. Menopausal hormone replacement therapy with continuous daily oral micronized estradiol and progesterone. *Obstet Gynecol. 1989 Apr;73(4):606-12.*

[4] Stampfer MJ, Colditz GA, Willett WC, Manson JE, Rosner B, Speizer FE, Hennekens CH. Postmenopausal estrogen therapy and cardiovascular disease. Ten-year follow-up from the nurses' health study. *N Engl J Med. 1991 Sep 12;325(11):756-62.*

[5] Grady D, Rubin SM, Petitti DB, Fox CS, Black D, Ettinger B, Ernster VL, Cummings SR. Hormone therapy to prevent disease and prolong life in postmenopausal women. *Ann Intern Med. 1992 Dec 15;117(12):1016-37.*

[6] Brinton LA, Hoover RN. Estrogen replacement therapy and endometrial cancer rrisk: unresolved issues. The Endometrial Cancer Collaborative Group. *Obstet Gynecol. 1993 Feb;81(2):265-71.*

[7] Grady D, Gebretsadik T, Kerlikowske K, Ernster V, Petitti D. Hormone replacement therapy and endometrial cancer risk: a meta-analysis. *Obstet Gynecol.1995 Feb;85(2):304-13.*

[8] Comerci JT Jr, Fields AL, Runowicz CD, Goldberg GL. Continuous low-dose combined hormone replacement therapy and the risk of endometrial cancer. *Gynecol Oncol. 1997 Mar;64(3):425-30.*

[9] Cushing KL, Weiss NS, Voigt LF, McKnight B, Beresford SA. Risk of endometrial cancer in relation to use of low-dose, unopposed estrogens. *Obstet Gynecol. 1998 Jan;91(1):35-9.*

[10] Persson I, Yuen J, Bergkvist L, Schairer C. Cancer incidence and mortality in women receiving estrogen and estrogen-progestin replacement therapy--long-term follow-up of a Swedish cohort. *Int J Cancer. 1996 Jul 29;67(3):327-32.*

[11] Milliez J. Non-surgical prevention of uterine cancer.*Bull Acad Natl Med.1997 Oct;181(7):1415-31.*

[12] Elit L. Endometrial cancer. Prevention, detection, management, and follow up. *Can Fam Physician. 2000 Apr;46:887-92.*

[13] Physician's Desk Reference, 63rd edition. 2009. Physician's Desk Reference Inc. Montvale, N. J. p. 3217.

[14] Manson JE, Hsia J, Johnson KC, Rossouw JE, Assaf AR, Lasser NL, Trevisan M, Black HR, Heckbert SR, Detrano R, Strickland OL, Wong ND, Crouse JR, Stein E,Cushman M; Women's Health Initiative Investigators. Estrogen plus progestin and the risk of coronary heart disease. *N Engl J Med. 2003 Aug 7;349(6):523-34.*

[15] Hulley S, Grady D, Bush T, Furberg C, Herrington D, Riggs B, Vittinghoff E. Randomized trial of estrogen plus progestin for secondary prevention of coronary heart disease in postmenopausal women. Heart and Estrogen/progestin Replacement Study (HERS) Research Group. *JAMA. 1998 Aug 19;280(7):605-13.*

[16] Rossouw JE, Anderson GL, Prentice RL, LaCroix AZ, Kooperberg C, Stefanick ML, Jackson RD, Beresford SA, Howard BV, Johnson KC, Kotchen JM, Ockene J; Writing Group for the Women's Health Initiative Investigators. Risks and benefits of estrogen plus progestin in healthy postmenopausal women: principal results From the Women's Health Initiative randomized controlled trial. *JAMA. 2002 Jul 17;288(3):321-33.*

[17] Chlebowski RT, Anderson GL, Gass M, Lane DS, Aragaki AK, Kuller LH, Manson JE, Stefanick ML, Ockene J, Sarto GE, Johnson KC, Wactawski-Wende J, Ravdin PM, Schenken R, Hendrix SL, Rajkovic A, Rohan TE, Yasmeen S, Prentice RL; WHI Investigators. Estrogen plus progestin and breast cancer incidence and mortality in postmenopausal women. *JAMA. 2010 Oct 20;304(15):1684-92.*

[18] Lee J, Hopkins V. *What Your Doctor May Not Tell You About Menopause.* New York, New York: Warner Books, 1996.

[19] Wiley TS, Taguchi J, Formby B. *Sex, Lies and Menopause.* New York, New York: Harper Collins Publishers, Inc. 2003.

[20] Moskowitz D. A comprehensive review of the safety and efficacy of bioidentical hormones for the management of menopause and related health risks. *Altern Med Rev. 2006 Sep;11(3):208-23.*

[21] Holtorf K. The bioidentical hormone debate: are bioidentical hormone (estradiol, estriol, and progesterone) safer or more efficacious than commonlyused synthetic versions in hormone replacement therapy? *Postgrad Med. 2009 Jan;121(1):73-85.*

[22] Ruiz AD, Daniels KR, Barner JC, Carson JJ, Frei CR. Effectiveness of Compounded Bioidentical Hormone Replacement Therapy: An Observational Cohort Study. *BMC Womens Health. 2011 Jun 8;11(1):27.*

[23] Formby B, Schmidt F. Efficacy of biorhythmic transdermal combined hormone treatment in relieving climacteric symptoms: a pilot study. *Int J Gen Med. 2011 Feb 28;4:159-63.*

[24] Wright YL. *Secrets about Bioidentical Hormones to Lose Fat and Prevent Cancer, Heart Disease, Menopause, and Andropause, by Optimizing Adrenals, Thyroid, Estrogen, Progesterone, Testosterone, and Growth Hormone!* Lulu.com. December 18, 2010. p. 56.

[25] Wright YL. *Secrets about Bioidentical Hormones to Lose Fat and Prevent Cancer, Heart Disease, Menopause, and Andropause, by Optimizing Adrenals, Thyroid, Estrogen, Progesterone, Testosterone, and Growth Hormone!* Lulu.com. December 18, 2010. p. 28.

[26] Wright YL. *Secrets about Bioidentical Hormones to Lose Fat and Prevent Cancer, Heart Disease, Menopause, and Andropause, by Optimizing Adrenals, Thyroid, Estrogen, Progesterone, Testosterone, and Growth Hormone!* Lulu.com. December 18, 2010. p. 48.

[27] Wright YL. *Secrets about Bioidentical Hormones to Lose Fat and Prevent Cancer, Heart Disease, Menopause, and Andropause, by Optimizing Adrenals, Thyroid, Estrogen, Progesterone, Testosterone, and Growth Hormone!* Lulu.com. December 18, 2010.

[28] Campagnoli C, Abbà C, Ambroggio S, Peris C. Pregnancy, progesterone and progestins in relation to breast cancer risk. *J Steroid Biochem Mol Biol. 2005 Dec;97(5):441-50.*

[29] Arevalo MA, Diz-Chaves Y, Santos-Galindo M, Bellini MJ, Garcia-Segura LM. Selective oestrogen receptor modulators decrease the inflammatory response of glial cells. *J Neuroendocrinol. 2011 May 12.*

[30] Micevych P, Bondar G, Kuo J. Estrogen actions on neuroendocrine glia. *Neuroendocrinology. 2010;91(3):211-22.*

[31] Conaway E. Bioidentical hormones: an evidence-based review for primary careproviders. *J Am Osteopath Assoc. 2011 Mar;111(3):153-64.*

[32] Arrenbrecht S, Boermans AJ. Effects of transdermal estradiol delivered by a matrix patch on bone density in hysterectomized, postmenopausal women: a 2-year placebo-controlled trial. *Osteoporos Int. 2002;13(2):176-83.*

[33] Unsal A, Tozun M, Ayranci U. Prevalence of depression among postmenopausal women and related characteristics. *Climacteric. 2010 Oct 21.*

[34] Conaway E. Bioidentical hormones: an evidence-based review for primary careproviders. *J Am Osteopath Assoc. 2011 Mar;111(3):153-64.*

[35] Head KA. Estriol: safety and efficacy. *Altern Med Rev. 1998 Apr;3(2):101-13.*

[36] Lemon HM, Kumar PF, Peterson C, Rodriguez-Sierra JF, Abbo KM. Inhibition of radiogenic mammary carcinoma in rats by estriol or tamoxifen. *Cancer. 1989 May 1; 63(9):1685-92.*

[37] Weiderpass B. Low-potency oestrogen and risk of endometrial cancer: a case-control study. *Lancet 1999;353:1824-1828.*

[38] Monaco ME, Bolan G. Effects of estrone, estradiol, and estriol on hormone-responsive human breast cancer in long-term tissue culture. *Cancer Res. 1977 Jun;37(6):1901-7.*

[39] Van Haaften M, Donker GH, Sie-Go DM, Haspels AA, Thijssen JH. Biochemical and histological effects of vaginal estriol and estradiol applications on the endometrium, myometrium and vagina of postmenopausal women. *Gynecol Endocrinol. 1997 Jun;11(3):175-85.*

[40] Telang NT, Suto A, Wong GY, Osborne MP, Bradlow HL. Induction by estrogen metabolite 16 alpha-hydroxyestrone of genotoxic damage and aberrant proliferation in mouse mammary epithelial cells. *J Natl Cancer Inst. 1992 Apr 15;84(8):634-8.*

[41] Weiderpass B. Low-potency oestrogen and risk of endometrial cancer: a case-control study. *Lancet 1999;353:1824-1828.*

[42] Monaco ME, Bolan G. Effects of estrone, estradiol, and estriol on hormone-responsive human breast cancer in long-term tissue culture. *Cancer Res. 1977 Jun;37(6):1901-7.*

[43] Divi RL, Chang HC, Doerge DR. Anti-thyroid isoflavones from soybean: isolation, characterization, and mechanisms of action. *Biochem Pharmacol 1997 Nov 15 54:10 1087-96.*

[44] Ishizuki Y, Hirooka Y, Murata Y, Togashi K. The effects on the thyroid gland of soybeans administered experimentally in healthy subjects. *Nippon Naibunpi Gakkai Zasshi 1991 May 20 67:5 622-9 (Japanese).*

[45] Kumar A, Naidu PS, Seghal N, Padi SS. Neuroprotective effects of resveratrol against intracerebroventricular colchicine-induced cognitive impairment and oxidative stress in rats. *Pharmacology 2007;79:17-26.*

[46] Seely EW, Walsh BW, Gerhard MD, Williams GH. Estradiol with or without progesterone and ambulatory blood pressure in postmenopausal women. *Hypertension.1999 May;33(5):1190-4.*

[47] Salminen HS, Säaf ME, Johansson SE, Ringertz H, Strender LE. The effect of transvaginal estradiol on bone in aged women: a randomised controlled trial. *Maturitas. 2007 Aug 20;57(4):370-81.*

[48] Hargrove JT, Maxson WS, Wentz AC, Burnett LS. Menopausal hormone replacement therapy with continuous daily oral micronized estradiol and progesterone. *Obstet Gynecol. 1989 Apr;73(4):606-12.*

[49] Decensi A, Omodei U, Robertson C, Bonanni B, Guerrieri-Gonzaga A, Ramazzotto F, Johansson H, Mora S, Sandri MT, Cazzaniga M, Franchi M, Pecorelli S. Effect of transdermal estradiol and oral conjugated estrogen on C-reactive protein in retinoid-placebo trial in healthy women. *Circulation 2002 Sep 3:106(10):1224-8.*

[50] Wright YL. *Secrets about Bioidentical Hormones to Lose Fat and Prevent Cancer, Heart Disease, Menopause, and Andropause, by Optimizing Adrenals, Thyroid, Estrogen, Progesterone, Testosterone, and Growth Hormone!* Lulu.com. December 18, 2010. p. 27.

[51] Heerdt AS, Young CW, Borgen PI. Calcium glucarate as a chemopreventive agent in breast cancer. *Altern Med Rev. 2002 Aug; 7(4):336-9.*

[52] Heersche JN, Bellows CG, Ishida Y. The decrease in bone mass associated with aging and menopause. *J Prosthet Dent. 1998 Jan;79(1):14-6.*

[53] Voloshenyuk TG, Gardner JD. Estrogen improves TIMP-MMP balance and collagen distribution in volume-overloaded hearts of ovariectomized females. *Am J Physiol Regul Integr Comp Physiol. 2010 Aug;299(2):R683-93.*

[54] http://www.thewileyprotocol.com 805-565-7508

[55] Wiley TS, Formby B. *Lights Out.* New York, New York: Pocket Books, Simon & Schuster, Inc. 2000.

[56] Wiley TS, Taguchi J, Formby B. *Sex, Lies and Menopause.* New York, New York: Harper Collins Publishers, Inc. 2003.

[57] Micevych P, Bondar G, Kuo J. Estrogen actions on neuroendocrine glia. *Neuroendocrinology. 2010;91(3):211-22.*

[58] Micevych P, Kuo J, Christensen A. Physiology of membrane oestrogen receptor signalling in reproduction. *J Neuroendocrinol. 2009 Mar;21(4):249-56.*

[59] Formby B, Wiley TS. Bcl-2, survivin and variant CD44 v7-v10 are downregulated and p53 is upregulated in breast cancer cells by progesterone: inhibition of cell growth and induction of apoptosis. *Mol Cell Biochem. 1999 Dec;202(1-2):53-61.*

[60] Formby B, Wiley TS. Progesterone inhibits growth and induces apoptosis in breast cancer cells: inverse effects on Bcl-2 and p53. *Ann Clin Lab Sci. 1998 Nov-Dec;28(6):360-9.*

[61] Horita K, Inase N, Miyake S, Formby B, Toyoda H, Yoshizawa Y. Progesterone induces apoptosis in malignant mesothelioma cells. *Anticancer Res. 2001 Nov-Dec;21(6A):3871-4.*

[62] Syed V, Ho SM. Progesterone-induced apoptosis in immortalized normal and malignant human ovarian surface epithelial cells involves enhanced expression of FasL. *Oncogene. 2003 Oct 9;22(44):6883-90.*

[63] Wright YL. *Secrets about Bioidentical Hormones to Lose Fat and Prevent Cancer, Heart Disease, Menopause, and Andropause, by Optimizing Adrenals, Thyroid, Estrogen, Progesterone, Testosterone, and Growth Hormone!* Lulu.com. December 18, 2010. p. 31.

[64] De Silva M, Senarath U, Gunatilake M, Lokuhetty D. Prolonged breastfeeding reduces risk of breast cancer in Sri Lankan women: a case-control study. *Cancer Epidemiol. 2010 Jun;34(3):267-73.*

[65] Wright YL. *Secrets about Bioidentical Hormones to Lose Fat and Prevent Cancer, Heart Disease, Menopause, and Andropause, by Optimizing Adrenals, Thyroid, Estrogen, Progesterone, Testosterone, and Growth Hormone!* Lulu.com. December 18, 2010. p. 31.

[66] Torres-Mejía G, Angeles-Llerenas A. [Reproductive factors and breast cancer: principal findings in Latin America and the world]. *Salud Publica Mex. 2009;51 Suppl 2:s165-71. Spanish.*

[67] Amin AR, Kucuk O, Khuri FR, Shin DM. Perspectives for cancer prevention with natural compounds. *J Clin Oncol. 2009 Jun 1;27(16):2712-25.*

[68] Bailar JC 3rd. Mammography: a contrary view. *Ann Intern Med. 1976 Jan;84(1):77-84.*

[69] Thornton H. Breast screening seems driven by belief rather than evidence. *BMJ. 2002 Ma16;324(7338):677.*

[70] O'Connor MK, Li H, Rhodes DJ, Hruska CB, Clancy CB, Vetter RJ. Comparison of radiation exposure and associated radiation-induced cancer risks from mammography and molecular imaging of the breast. Med Phys. 2010 Dec;37(12):6187-98.

[71] Kim MK, Kim K, Kim SM, Kim JW, Park NH, Song YS, Kang SB. A hospital-based case-control study of identifying ovarian cancer using symptom index. *J Gynecol Oncol. 2009 Dec;20(4):238-42.*

[72] http://www.metametrix.com/800-221-4640

[73] Jin Y, Zou X, Feng X. 3,3'-Diindolylmethane negatively regulates Cdc25A and induces a G2/M arrest by modulation of microRNA 21 in human breast cancer cells. *Anticancer Drugs. 2010 Oct;21(9):814-22.*

[74] Sepkovic DW, Stein J, Carlisle AD, Ksieski HB, Auborn K, Bradlow HL. Diindolylmethane inhibits cervical dysplasia, alters estrogen metabolism, and enhances immune response in the K14-HPV16 transgenic mouse model. *Cancer Epidemiol Biomarkers Prev. 2009 Nov;18(11):2957-64.*

[75] Chen I, McDougal A, Wang F, Safe S. Aryl hydrocarbon receptor-mediated antiiestrogenic and antitumorigenic activity of diindolylmethane. *Carcinogenesis 1998 Sep;19(9):1631-9.*

[76] Chang X, Tou JC, Hong C, Kim HA, Riby JE, Firestone GL, Bjeldanes LF. 3,3'-Diindolylmethane

inhibits angiogenesis and the growth of transplantable human breast carcinoma in athymic mice. *Carcinogenesis. 2005 Apr;26(4):771-8.*

[77] Vivar OI, Saunier EF, Leitman DC, Firestone GL, Bjeldanes LF. Selective activation of estrogen receptor-beta target genes by 3,3'-diindolylmethane. *Endocrinology. 2010 Apr;151(4):1662-7. Epub 2010 Feb 16.*

[78] Fowke JH, Longcope C, Hebert JR. Brassica vegetable consumption shifts estrogen metabolism in healthy postmenopausal women. *Cancer Epidemiol Biomarkers Prev 2000;9(8):773-9.*

[79] Leong H, Firestone GL, Bjeldanes LF. Cytostatic effects of 3,3-diindolylmethane in human endometrial cancer cells result from an estrogen receptor-mediated increase in transforming growth factor-alpha expression. *Carcinogenesis. 2001 Nov;22(11):1809-17.*

[80] Hanausek M, Walaszek Z, Slaga TJ. Detoxifying cancer causing agents to prevent cancer. *Integr Cancer Ther. 2003 Jun;2(2):139-44.*

[81] Spector AA, Burns CP. Biological and therapeutic potential of membrane lipid modification in tumors. *Cancer Res. 1987 Sep 1;47(17):4529-37.*

[82] Lee JC, Krochak R, Blouin A, Kanterakis S, Chatterjee S, Arguiri E, Vachani A, Solomides CC, Cengel KA, Christofidou-Solomidou M. Dietary flaxseed prevents radiation-induced oxidative lung damage, inflammation and fibrosis in a mouse model of thoracic radiation injury. *Cancer Biol Ther. 2009 Jan;8(1):47-53.*

[83] Pollard PJ, Wortham NC, Tomlinson IP. The TCA cycle and tumorigenesis: the examples of fumarate hydratase and succinate dehydrogenase. *Ann Med. 2003;35(8):632-9.*

[84] http://www.xymogen.com/2008/index.asp 800-647-6100

[85] Goldstat R, Briganti E, Tran J, Wolfe R, Davis SR. Transdermal testosterone therapy improves well-being, mood, and sexual function in premenopausal women. *Menopause. 2003 Sep-Oct: 10(5):390-8.*

[86] Xie B, Tsao SW, Wong YC. Sex hormone-induced mammary carcinogenesis in the female Noble rats: expression of bcl-2 and bax in hormonal mammary carcinogenesis. *Breast Cancer Res Treat. 2000 May;61(1):45-57.*

[87] Xie B, Tsao SW, Wong YC. Sex hormone-induced mammary carcinogenesis in female Noble rats: expression of TGF-beta1 and its receptors, TGF-alpha, and EGF-R in mammary carcinogenesis. *Breast Cancer Res Treat. 1999 Dec;58(3):227-39.*

[88] Ness RB, Albano JD, McTiernan A, Cauley JA. Influence of estrogen plus testosterone supplementation on breast cancer. *Arch Intern Med. 2009 Jan12;169(1):41-6.*

[89] Ness RB, Albano JD, McTiernan A, Cauley JA. Influence of estrogen plus testosterone supplementation on breast cancer. *Arch Intern Med. 2009 Jan12;169(1):41-6.*

[90] Notelovitz M. Androgen effects on bone and muscle. *Fertil Steril. 2002 Apr;77 Suppl 4:S34-41.*

[91] Korenman SG, Morley JE, Mooradian AD, Davis SS, Kaiser FE, Silver AJ, Viosca SP, Garza D. Secondary hypogonadism in older men: its relation to impotence. *J Clin Endocrinol Metab. 1990 Oct;71(4):963-9.*

[92] Travison TG, Araujo AB, O'Donnell AB, Kupelian V, McKinlay JB. A population-level decline in serum testosterone levels in American men. *J Clin Endocrinol Metab. 2007 Jan;92(1):196-202.*

[93] Shores MM, Matsumoto AM, Sloan KL, Kivlahan DR. Low serum testosterone and mortality in male veterans. *Arch Intern Med. 2006 Aug 14;166(15):1660-5.*

[94] Raynaud, JP. Prostate cancer risk in testosterone-treated men. *J Steroid Biochem Mol Biol. 2006 Dec;102(1-5):261-6.*

[95] Sawada N, Iwasaki M, Inoue M, Sasazuki S, Yamaji T, Shimazu T, Tsugane S; for the Japan Public Health Center-based Prospective Study Group. Plasma testosterone and sex hormone-binding globulin concentrations and the risk of prostate cancer among Japanese men: A nested case-control study. *Cancer Sci. 2010 Dec;101(12):2652-2657.*

[96] Morgentaler A. Testosterone and prostate cancer: an historical perspective on a modern myth. *Eur Urol. 2006 Nov;50(5):935-9.*

[97] Mustafa A, Nyberg F, Mustafa M, Bakhiet M, Mustafa E, Winblad B, Adem A. Growth hormone stimulates production of interferon-gamma by human peripheral mononuclear cells. *Horm Res. 1997;48(1):11-5.*

[98] Wright YL. *Secrets about Bioidentical Hormones to Lose Fat and Prevent Cancer, Heart Disease, Menopause, and Andropause, by Optimizing Adrenals, Thyroid, Estrogen, Progesterone, Testosterone, and Growth Hormone!* Lulu.com. December 18, 2010. p. 61.

[99] Wright YL. *Secrets about Bioidentical Hormones to Lose Fat and Prevent Cancer, Heart Disease, Menopause, and Andropause, by Optimizing Adrenals, Thyroid, Estrogen, Progesterone, Testosterone, and Growth Hormone!* Lulu.com. December 18, 2010. p. 27.

[100] Channer KS, Jones TH. Cardiovascular effects of testosterone: implications of the "male menopause"? *Heart. 2003 Feb;89(2):121-2.*

[101] Malkin CJ, Pugh PJ, Jones RD, Kapoor D, Channer KS, Jones TH. The effect of testosterone replacement on endogenous inflammatory cytokines and lipid profiles in hypogonadal men. *J Clin Endocrinol Metab. 2004 Jul;89(7):33118-8.*

[102] English KM, Steeds RP, Jones TH, Diver MJ, Channer KS. Low-dose transdermal testosterone therapy improves angina threshold in men with chronic stable angina: A randomized, double-blind, placebo-controlled study. *Circulation 2000. Oct 17; 102(16):1906-11.*

[103] Malkin CJ, Pugh PJ, Morris PD, Kerry KE, Jones RD, Jones TH, Channer KS. Testosterone replacement in hypogonadal men with angina improves ischaemic threshold and quality of life. *Heart. 2004 Aug;90(8):871-6.*

[104] Rosano GM, Leonardo F, Pagnotta P, Pelliccia F, Panina G, Cerquetani E, della Monica PL, Bonfigli

B, Volpe M, Chierchia SL. Acute anti-ischemic effect of testosterone in men with coronary artery disease. *Circulation 1999 Apr 6;99(13):1666-70.*

[105] Webb CM, McNeill JG, Hayward CS, de Zeigler D, Collins P. Effects of testosterone on coronary vasomotor regulation in men with coronary heart disease. *Circulation. 1999 Oct 19;100(16):1690-6.*

[106] Khaw KT, Barrett-Connor E. Blood pressure and endogenous testosterone in men: an inverse relationship. *J Hypertens. 1988 Apr;6(4):329-32.*

[107] Boyanov MA, Boneva Z, Christov VG. Testosterone supplementation in men with type 2 diabetes, visceral obesity and partial androgen deficiency. *Aging Male. 2003 Mar; 6(1):1-7.*

[108] Cooper MA, Ritchie EC. Testosterone replacement therapy for anxiety. *Am J Psychiatry. 2000 Nov;157(11):1884.*

[109] Bhasin S. The dose-dependent effects of testosterone on sexual function and on muscle mass and function. *Mayo Clin Proc. 2000 Jan;75 Suppl:S70-5.*

[110] Roddam AW, Allen NE, Appleby P, Key TJ. Endogenous Hormones and Prostate Cancer Collaborative Group. Endogenous Sex Hormones and Prostate Cancer: A Collaborative Analysis of 18 Prospective Studies. *J Natl Cancer Inst. 2008 Feb 6;100(3):170-83.*

[111] Gould DC. and Kirby RS. Testosterone replacement therapy for late onset hypogonadism: what is the risk of inducing prostate cancer? *Prostate Cancer Prostatic Dis. 2006; 9(1):14-8.*

[112] Feneley MR, Carruthers ME. PSA monitoring during testosterone replacement therapy: low long-term risk of prostate cancer with improved opportunity for cure. *Andrologia 2004; 36:212.*

[113] Morgentaler A. Guideline for male testosterone therapy: a clinician's perspective. *J Clin Endocrinol Metab. 2007 Feb;92(2):416-7.*

[114] Marks LS, Mazer NA, Mostaghel E, Hess DL, Dorey FJ, Epstein JI, Veltri RW, Makarov DV, Partin AW, Bostwick DG, Macairan ML, Nelson PS. Effect of testosterone replacement therapy on prostate tissue in men with late-onset hypogonadism: a randomized controlled trial. *JAMA. 2006 Nov 15;296(19):2351-61.*

[115] Moffat SD, Resnick SM. Long-term measures of free testosterone predict regional cerebral blood flow patterns in elderly men. *Neurobiol Aging. 2007 Jun;28(6):914-20.*

[116] Gouras GK, Xu H, Gross RS, Greenfield JP, Hai B, Wang R, Greengard P. Testosterone reduces neuronal secretion of beta amyloid peptides. *Proc Natl Acad Sci U S A 2000 Feb 1;97(3):1202-5.*

[117] Burris AS, Banks SM, Carter CS, Davidson JM, Sherins RJ. A long-term, prospective study of the physiologic and behavioral effects of hormone replacement in untreated hypogonadal men. *J Androl 1992 Jul-Aug; 13(4)297-304.*

[118] Tan RS, Pu SJ. A pilot study on the effects of testosterone in hypogonadal aging male patients with Alzheimer's disease. *Aging Male. 3003 Mar;6(1):13-7.*

[119] Alexander GM, Swerdloff RS, Wang C, Davidson T, McDonald V, Steiner B, Hines M. Androgen-behavior correlations in hypogonadal men and eugonadal men. *II. Cognitive abilities. Horm Behav. 1998 Apr;33(2):85-94.*

[120] Barrett-Connor E, Goodman-Gruen D, Patay B. Endogenous sex hormones and cognitive function in older men. *J Clin Endocrinol Metab 1999 Oct; 84(10):3681-5.*

[121] Muniyappa R, Sorkin JD, Veldhuis JD, Harman SM, Münzer T, Bhasin S, Blackman MR. Long-term testosterone supplementation augments overnight growth hormone secretion in healthy older men. *Am J Physiol Endocrinol Metab. 2007 Sep;293(3):E769-75.*

[122] Caretta N, Ferlin A, Palego PF, Foresta C. Erectile dysfunction in aging men: testosterone role in therapeutic protocols. *J Endocrinol Invest. 2005;28(11 Suppl Proceedings):108-11.*

[123] Foresta C, Caretta N, Lana A, De Toni L, Biagioli A, Ferlin A, Garolla A. Reduced number of circulating Endothelial Progenitor Cells in hypogonadal men. *Journal of Clinical Endocrinology and Metabolism 91(11)4599-4602.*

[124] Heinonen OP, Albanes D, Virtamo J, Taylor PR, Huttunen JK, Hartman AM, Haapakoski J, Malila N, Rautalahti M, Ripatti S, Mäenpää H, Teerenhovi L, Koss L, Virolainen M, Edwards BK. Prostate cancer and supplementation with alpha-tocopherol and beta-carotene: incidence and mortality in a controlled trial. *J Natl Cancer Inst. 1998 Mar 18;90(6):440-6.*

[125] Wright YL. *Secrets about Bioidentical Hormones to Lose Fat and Prevent Cancer, Heart Disease, Menopause, and Andropause, by Optimizing Adrenals, Thyroid, Estrogen, Progesterone, Testosterone, and Growth Hormone!* Lulu.com. December 18, 2010. p. 38.

[126] Jeng YJ, Watson CS. Combinations of Physiologic Estrogens with Xenoestrogens Alter ERK Phosphorylation Profiles in Rat Pituitary Cells. *Environ Health Perspect. 2010 Sep 22.*

[127] Darbre PD, Charles AK. Environmental oestrogens and breast cancer: evidence for combined involvement of dietary, household and cosmetic xenoestrogens. *Anticancer Res. 2010 Mar; 30(3):815-27.*

[128] Dallinga JW, Moonen EJ, Dumoulin JC, Evers JL, Geraedts JP, Kleinjans JC. Decreased human semen quality and organochlorine compounds in blood. *Hum Reprod. 2002 Aug;17(8):1973-9.*

[129] Ellison PT, Panter-Brick C, Lipson SF, O'Rourke MT. The ecological context of human ovarian function. *Hum Reprod. 1993 Dec;8(12):2248-58.*

[130] Wetherill YB, Fisher NL, Staubach A, Danielsen M, de Vere White RW, Knudsen KE. Xenoestrogen action in prostate cancer: pleiotropic effects dependent on androgen receptor status. *Cancer Res. 2005 Jan 1;65(1):54-65.*

[131] Maffini MV, Rubin BS, Sonnenschein C, Soto AM. Endocrine disruptors and reproductive health: the case of bisphenol-A. *Mol Cell Endocrinol. 2006 Jul 25;254 255:179-86.*

[132] Skinner MK, Manikkam M, Guerrero-Bosagna C. Epigenetic transgenerational actions of endocrine disruptors. *Reprod Toxicol. 2010 Nov 2.*

[133] Wagner M, Oehlmann J. Endocrine disruptors in bottled mineral water: Estrogenic activity in the E-Screen. J *Steroid Biochem Mol Biol. 2010 Nov 1.*

[134] Ruzzin J, Petersen R, Meugnier E, Madsen L, Lock EJ, Lillefosse H, Ma T, Pesenti S, Sonne SB, Marstrand TT, Malde MK, Du ZY, Chavey C, Fajas L, Lundebye AK, Brand CL, Vidal H, Kristiansen K, Frøyland L. Persistent organic pollutant exposure leads to insulin resistance syndrome. *Environ Health Perspect. 2010 Apr;118(4):465-71.*

[135] Ferrucci LM, Sinha R, Ward MH, Graubard BI, Hollenbeck AR, Kilfoy BA, Schatzkin A, Michaud DS, Cross AJ. Meat and components of meat and the risk of bladder cancer in the NIH-AARP Diet and Health Study. *Cancer. 2010 Sep 15;116(18):4345-53.*

[136] Alexander JC. Chemical and biological properties related to toxicity of heated fats. *J Toxicol Environ Health. 1981 Jan;7(1):125-38.*

[137] Castro-Martínez MG, Bolado-García VE, Landa-Anell MV, Liceaga-Cravioto MG,Soto-González J, López-Alvarenga JC. [Dietary trans fatty acids and its metabolic implications]. *Gac Med Mex. 2010 Jul-Aug;146(4):281-8. Spanish.*

[138] Bustnes JO, Lie E, Herzke D, Dempster T, Bjørn PA, Nygård T, Uglem I. Salmon Farms as a Source of Organohalogenated Contaminants in Wild Fish. *Environ Sci Technol. 2010 Nov 15;44(22):8736-8743.*

[139] Nierenberg D. Rethinking the global meat industry. *State of the World 2006; Worldwatch Institute:p.26.*

[140] Reece RL, Barr DA, Forsyth WM, Scott PC. Investigations of toxicity episodes involving chemotherapeutic agents in Victorian poultry and pigeons. *Avian Dis.1985 Oct-Dec;29(4):1239-51.*

[141] Gutowska I, Baranowska-Bosiacka I, Baśkiewicz M, Milo B, Siennicka A, Marchlewicz M, Wiszniewska B, Machaliński B, Stachowska E. Fluoride as a pro-inflammatory factor and inhibitor of ATP bioavailability in differentiated human THP1 monocytic cells. *Toxicol Lett. 2010 Jul 1;196(2):74-9.*

[142] Focke F, Schuermann D, Kuster N, Schär P (November 2009). DNA fragmentation in human fibroblasts under extremely low frequency electromagnetic field exposure. *Mutation Research 683* (1-2): 74–83.

[143] Ros E, Tapsell LC, Sabaté J. Nuts and berries for heart health. *Curr Atheroscler Rep. 2010 Nov;12(6):397-406.*

[144] Weaver CM, Martin BR, Story JA, Hutchinson I, Sanders L. Novel Fibers Increase Bone Calcium Content and Strength beyond Efficiency of Large Intestine Fermentation. *J Agric Food Chem. 2010 Aug 2.*

[145] Bidoli E, Pelucchi C, Zucchetto A, Negri E, Dal Maso L, Polesel J, Montella M, Franceschi S, Serraino D, La Vecchia C, Talamini R. Fiber intake and endometrial cancer risk. *Acta Oncol. 2010 May;49(4):441-6.*

[146] Fork FT, Ekberg O, Nilsson G, Rerup C, Skinhøj A. Colon cleansing regimens. A clinical study in 1200 patients. *Gastrointest Radiol. 1982;7(4):383-9.*

[147] Genuis SJ, Birkholz D, Ralitsch M, Thibault N. Human detoxification of perfluorinated compounds. *Public Health. 2010 Jul;124(7):367-75.*

[148] Krop J. Chemical sensitivity after intoxication at work with solvents: response to sauna therapy. *J Altern Complement Med. 1998 Spring;4(1):77-86.*

[149] Krop J. Chemical sensitivity after intoxication at work with solvents: response to sauna therapy. *J Altern Complement Med. 1998 Spring;4(1):77-86.*

[150] Lam LK, Sparnins VL, Wattenberg LW. Effects of derivatives of kahweol and cafestol on the activity of glutathione S-transferase in mice. *J Med Chem. 1987 Aug;30(8):1399-403.*

[151] Uchikawa T, Yasutake A, Kumamoto Y, Maruyama I, Kumamoto S, Ando Y. The influence of Parachlorella beyerinckii CK-5 on the absorption and excretion of methylmercury (MeHg) in mice. *J Toxicol Sci. 2010;35(1):101-5.*

[152] Pore RS. Detoxification of chlordecone poisoned rats with chlorella and chlorella derived sporopollenin. *Drug Chem Toxicol. 1984;7(1):57-71.*

[153] Huang Z, Li L, Huang G, Yan Q, Shi B, Xu X. Growth-inhibitory and metal-binding proteins in Chlorella vulgaris exposed to cadmium or zinc. *Aquat Toxicol. 2009 Jan 18;91(1):54-61.*

[154] Frisardi V, Solfrizzi V, Capurso C, Kehoe PG, Imbimbo BP, Santamato A, Dellegrazie F, Seripa D, Pilotto A, Capurso A, Panza F. Aluminum in the diet and Alzheimer's disease: from current epidemiology to possible disease-modifying treatment. *J Alzheimers Dis. 2010;20(1):17-30.*

[155] Selye H. *The Stress of Life.* New York, Toronto, London: McGraw-Hill Book Company, 1956.

[156] Wright YL. *Secrets about Bioidentical Hormones to Lose Fat and Prevent Cancer, Heart Disease, Menopause, and Andropause, by Optimizing Adrenals, Thyroid, Estrogen, Progesterone, Testosterone, and Growth Hormone!* Lulu.com. December 18, 2010. p. 40.

[157] Wright YL. *Secrets about Bioidentical Hormones to Lose Fat and Prevent Cancer, Heart Disease, Menopause, and Andropause, by Optimizing Adrenals, Thyroid, Estrogen, Progesterone, Testosterone, and Growth Hormone!* Lulu.com. December 18, 2010. p. 43.

[158] Epel E, Lapidus R, McEwen B, Brownell K. Stress may add bite to appetite in women: a laboratory study of stress-induced cortisol and eating behavior. *Psychoneuroendocrinology 2001 Jan;26(1):37-49*

[159] Wright YL. *Secrets about Bioidentical Hormones to Lose Fat and Prevent Cancer, Heart Disease, Menopause, and Andropause, by Optimizing Adrenals, Thyroid, Estrogen, Progesterone, Testosterone, and Growth Hormone!* Lulu.com. December 18, 2010. p. 44.

[160] Wright YL. *Secrets about Bioidentical Hormones to Lose Fat and Prevent Cancer, Heart Disease, Menopause, and Andropause, by Optimizing Adrenals, Thyroid, Estrogen, Progesterone, Testosterone, and Growth Hormone!* Lulu.com. December 18, 2010. p. 87.

[161] http://somaticexperiencing.com

[162] http://upledger.com (800) 233-5880

[163] http://www.emdr.com/index.htm (831) 761-1040

[164] http://www.findyourpathhome.com (303) 775-3431

[165] Rossouw JE, Anderson GL, Prentice RL, LaCroix AZ, Kooperberg C, Stefanick ML, Jackson RD, Beresford SA, Howard BV, Johnson KC, Kotchen JM, Ockene J; Writing Group for the Women's Health Initiative Investigators. Risks and benefits of estrogen plus progestin in healthy postmenopausal women: principal results From the Women's Health Initiative randomized controlled trial. *JAMA. 2002 Jul 17;288(3):321-33.*

[166] Chlebowski RT, Kuller LH, Prentice RL, Stefanick ML, Manson JE, Gass M, Aragaki AK, Ockene JK, Lane DS, Sarto GE, Rajkovic A, Schenken R, Hendrix SL, Ravdin PM, Rohan TE, Yasmeen S, Anderson G; WHI Investigators. Breast cancer after use of estrogen plus progestin in postmenopausal women. *N Engl J Med. 2009 Feb 5;360(6):573-87.*

[167] Fournier A, Berrino F, Riboli E, Avenel V, Clavel-Chapelon F. Breast cancer risk in relation to different types of hormone replacement therapy in the E3N-EPIC cohort. *Int J Cancer. 2005 Apr 10; 114(3):448-54.*

[168] Lippert TH, Mueck AO, Seeger H. Is the use of conjugated equine oestrogens in hormone replacement therapy still appropriate? *Chem Res Toxicol. 1999 Feb;12(2):204-13.*

[169] http://www.worldhealth.net/pages/directory/ 888-997-0112

[170] http://www.acamnet.org/ 800-532-3688

[171] Wright YL. *Secrets about Bioidentical Hormones to Lose Fat and Prevent Cancer, Heart Disease, Menopause, and Andropause, by Optimizing Adrenals, Thyroid, Estrogen, Progesterone, Testosterone, and Growth Hormone!* Lulu.com. December 18, 2010. p.13.

[172] Wright YL. *Secrets about Bioidentical Hormones to Lose Fat and Prevent Cancer, Heart Disease, Menopause, and Andropause, by Optimizing Adrenals, Thyroid, Estrogen, Progesterone, Testosterone, and Growth Hormone!* Lulu.com. December 18, 2010. p. 40.

[173] Wright YL. *Secrets about Bioidentical Hormones to Lose Fat and Prevent Cancer, Heart Disease, Menopause, and Andropause, by Optimizing Adrenals, Thyroid, Estrogen, Progesterone, Testosterone, and Growth Hormone!* Lulu.com. December 18, 2010. p. 78.

www.ingramcontent.com/pod-product-compliance
Lightning Source LLC
Chambersburg PA
CBHW020352290526
45785CB00005B/2249
* 9 7 8 1 3 2 9 3 8 1 7 0 4 *